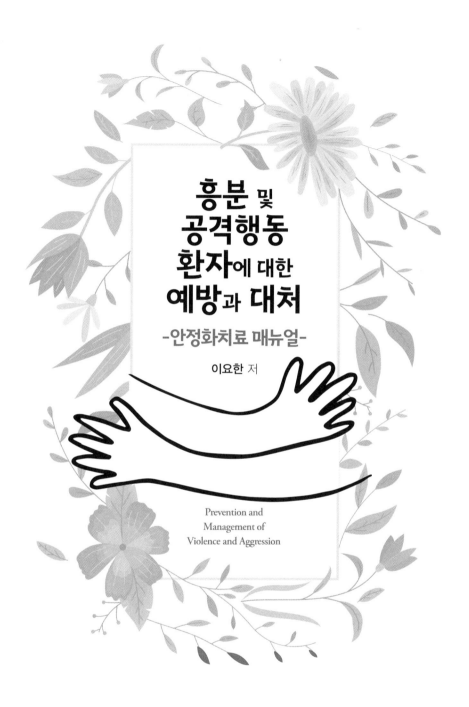

흥분 및 공격행동 환자에 대한 예방과 대처

-안정화치료 매뉴얼-

이요한 저

Prevention and
Management of
Violence and Aggression

학지사

머리말

안정화치료 워크숍 중 어떤 분이 물으셨다. "요한병원에서는 환자가 흥분하면 안아 주나요?" 나는 병원에 대한 미화된 소문이라고 일축했다. 그러나 이 말을 들은 동료직원은 "선생님께서 공격하는 환자를 안으셨잖아요."라며 나의 잊힌 기억을 소환하였다.

대학에서 특공무술을 배우고 있는 청년이 면담 중 갑자기 외래 진료실 책상 위로 뛰어올라 발로 나를 공격한 일이 있었다('의사를 죽여라.'라는 환청을 들었다고 한다). 나는 몸을 뒤로 하고 발을 앞으로 쭉 내밀어 방어했다. 어떤 이유에서인지 모르나 이후 환자와 내가 서로 뒤엉키게 되었다. 그 순간 나는 할 수 있는 것이 아무것도 없었다. 그냥 환자를 안았다. 그리고 다독거리면서 "괜찮아."를 되풀이했다. 이후 환자는 더 이상 어떠한 공격행동도 하지 않고 내 품에 가만히 있었다. 감사하게도 그는 스스로 진정할 수 있었다. 소리에 놀란 직원들이 몰려 왔고 환자는 입원하게 되었다.

이 기억이 소환된 후 '나는 왜 그렇게 행동했을까?'에 대해 되묻게 되었다. 다시 생각해도 위험천만한 순간이다. 그때 나는 싸울 마음도 없었고 그는 감히 싸울 상대도 아니었다. 나는 반사적으로 행동했다. 왜 그렇게 행동했을까?

고민 끝에 내린 결론은, 수많은 선생님으로부터 귀에 박히도록 들었던 말 때문이라는 것이다. '환자는 이상한 사람이 아니다. 무서운 사람이 아니다. 다만 아픈 사람이다.' 선택지가 없었던 나는 배웠던 것을 믿고 행동했던 것 같다. 어쩔 수 없이 웅크린 나의 품을 열어 환자를 안았다. 두려움과 어색함 속에서 환자를 다독거렸다. 그런데 그 어설픈 나의 품은 굉장한 힘을 가지고 있었다.

선생님들의 말씀이 맞았다. 그 환자는 미친 사람이 아니었다. 순간 괴로워서 환청에 휘둘렸던 것이다. 따뜻하지 못한 나의 위로에도 자신을 조절할 수 있는 그런 사람이었다.

이러한 믿음이 안정화치료에 담겨 있다. 안정화치료는 비강압치료와 강압치료를 통해 흥분한 환자나 공격적인 태도를 보이는 환자를 진정시키는 데 필요한 치료적 태도이자 치료기술이다. 20여 년 전 천주의성요한병원은 아일랜드 정신병원으로부터 안정화치료를 도입하였다. 이후 정기적인 원내 및 원외 교육을 시행해 오며 한국형 안정화치료를 지속적으로 발전시켜 왔다. 드디어 보다 체계적인 안정화치료를 개발하여 전국에 보급하기에 이르렀다.

본 매뉴얼은 안정화치료의 다양한 구성요소인 치료적 환경 조성, 조기발견과 조기개입, 의사소통, 갈등해결 기술, 강압치료, 위기반응팀, 디브리핑(debriefing) 등에 대한 내용을 담고 있다. 또한 흥분에 대한 이해, 진정과정에 대한 이해 그리고 안정화치료 정착을 위한 시스템과 교육에 대해서도 언급하고 있다.

일차적으로 본 매뉴얼은 정신과 입원병동을 배경으로 구성되었으나, 지역사회 내 정신보건 시설, 발달장애 시설, 병원 응급실, 청소년 위기쉼터나 학교 현장 등에서도 도움이 될 것으로 확신한다.

매뉴얼을 읽다 보면 불편함을 느끼게 하는 부분이 있을 수 있다. 어떤 이는 다양한 사례가 불편할 것이다. 사례들이 치료자들의 부끄러운 민낯을 드러내기 때문이다. 치료자들인 우리는 열악한 환경에서 최선을 다했다. 그러나 흥분환자 진정에 대해 제대로 배울 기회가 없었다. 어쩔 수 없이 환자의 흥분 자극제(iatrogenic trigger)가 되곤 했다. 본 매뉴얼에서는 치료자의 변화와 성장을 촉구하면서 흥분환자를 진정시키는 유일한, 그리고 가장 좋은 치료제는 치료

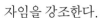

자임을 강조한다.

또 어떤 이는 대화를 통한 진정과정의 비현실성에 답답해할 수 있다. 흥분 환자와 대화를 유지하는 것은 결코 쉽지 않으며, 성공률도 낮다. 그래서 임상 현장에서는 강압치료가 매력적이다. 강압치료는 명확하고 적용이 쉬워 보인 다. 본 매뉴얼은 강압치료와 비강압치료 두 가지 모두 필요함을 강조한다. 다 만 너무나 빨리 강압치료를 선택하는 치료진에게 비강압치료의 장점을 설명 하고 구체적인 방법을 제시한다. 강압치료는 후유증이 많은 치료법이지만 비 강압치료는 익히고 실천하기 힘드나 인간적인 치료법이다.

반대로 어떤 이는 강압치료라는 단어가 불편할 수 있다. 강압치료는 치료가 아니라 폭력이라고 생각할 수 있다. 맞다. 강압치료는 치료적인 요소보다 반 치료적인 요소가 많다. 그러나 현실적인 이유로 억제와 강박 등의 강압적인 방 법은 치료로 인정되어야 한다. 주사를 포함한 어떠한 노력으로도 진정되지 않 는 자·타해의 위험이 높은 환자들이 정신과 병동에는 많기 때문이다. 또한 뛰 어난 상담능력을 갖춘 치료자가 병동에 상주하기 쉽지 않다. 강압치료의 사용 을 인정하되, 가급적 자제하고 기술적으로 안전하게 사용하는 것을 목표로 삼 는 것이 현실적이다.

본 매뉴얼은 다른 매뉴얼과 논문의 도움이 컸다. WHO QualityRight, NICE, SAMHSA, NASMHPD 매뉴얼은 본 매뉴얼의 틀을 제공했다. 특히 Avrim Fishkind와 Roland Dix의 저서는 이 매뉴얼의 깊이를 더해 줬다.

그동안 만났던 수많은 환자들은 저자를 성장시켰고 다양한 가상 사례의 재 료를 제공해 주었다. 천주의성요한병원 직원들의 도움과 헌신에는 어떠한 감 사의 말도 부족할 것이다. 나는 다만 대표하는 저자일 뿐이다. 전국을 마다 않 고 함께해 주신 김용갑 관장님은 저자에겐 신이 보내 주신 사람 같았다. 햇빛 보다 더 밝은 집 식구들은 언제나 버팀목이 되어 주었다. 출판을 포기할 무렵 걸려 온 학지사 사장님의 전화는 단비 같았다. 마지막으로 이 모든 것을 적절 한 때에 적절한 사람을 통해 일하게 하신 그분께 감사한다.

난 매일 고민한다. 환자가 또다시 때리려고 하면 난 어떻게 할까? 어떤 말로 진정시킬까? 어떤 루트로 도망갈까? 어떻게 환자를 제압할까? 잘 모르겠다. 그 순간 환자와의 만남이 주는 직감이 결정할 것이다. 다만 어떤 순간이든, 아픈 환자가 공격적인 환자로 바뀌지 않도록 거칠고 조급한 나를 계속 돌아볼 것이다. '치료자가 독이 될 수도 있고 약이 될 수도 있다.'는 사실을 잊지 않을 것이다. 이 매뉴얼을 읽는 치료자들도 같은 마음이기를 바란다.

오늘도 치료현장에서 기꺼이 자신의 소중한 몸과 마음을 내어 주며 환자의 회복을 위해 수고하시는 상처 입은 동료 치료자들에게 깊은 존경과 감사를 전한다.

저자 이요한

차례

7장 교육 · 199

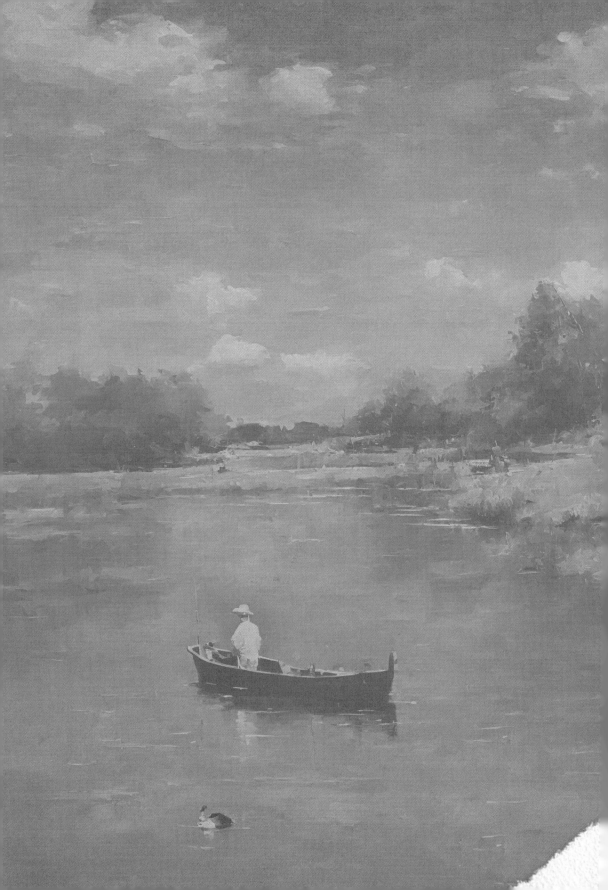

1 | 장

개론

1. 흥분에 대한 이해

흥분환자의 안정화치료를 하기 위해서는 흥분에 대한 균형 잡힌 이해가 우선되어야 한다. 흥분 또는 흥분환자를 바라보는 관점과 이해에 따라 흥분 또는 흥분환자를 대하는 치료자의 치료방향이 결정되기 때문이다.

1) 흥분의 정의

흥분(agitation)이란 다양한 생물학적 및 심리사회적 원인으로 인해 발생한 지각(perception), 정서(emotion), 인지(cognition)와 사고(thought), 신체반응(body response), 행동(behavior) 영역의 복합적인 불안정상태를 말한다. "도청장치가 있으니 병실 천장을 뜯어야 한다."며 막무가내로 소리를 지르고 불안에 몸을 떨면서 안절부절못하는 경우, "입원생활이 힘들다." "퇴원을 하겠다."며 한밤중에 병동 출입문을 두드리고 치료자의 만류에도 불구하고 큰 소리로 외부에 도움을 요청하는 경우, 약을 안 먹겠다면서 병동치료진이 주는 약을 던지고 방문을 닫고 들어가는 경우, 병동규칙의 불합리함과 치료자의 실수를 따지며 공격하는 경우 등을 흥분의 예로 볼 수 있다.

2) 흥분의 의미와 오해

가. 흥분환자가 공격적으로 될 수 있으나 흥분환자가 공격적인 환자는 아니다.

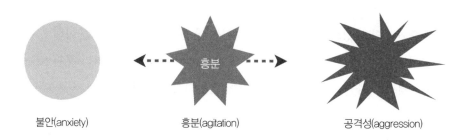

불안(anxiety)   흥분(agitation)   공격성(aggression)

나. 흥분은 치료진에게 있어서는 무례한 언행이지만, 환자에게 있어서는 강
압적 환경에서 할 수 있는 서툴지만 유일한 자기 주장이자 자기 표현이
다. 풀지 못한 정서적인 요구의 분출이기도 하다.

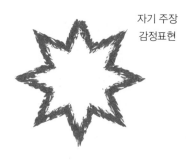

자기 주장
감정표현

다. 치료진에게는 해결 불가능한 빗발치는 요구지만, 환자에게 있어서는 문
제해결을 위한 최선일 수 있다. 아직 풀지 못한 실타래일 수 있다.

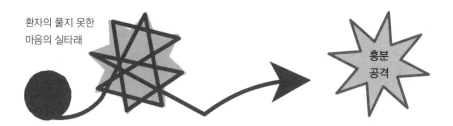

환자의 풀지 못한
마음의 실타래

흥분
공격

라. 치료진은 흥분을 증상으로 여기며 없애기에 급급하나, 흥분은 환자의 회복과 성장과정에서 반드시 거쳐야 할 '치료과정의 사춘기' 같은 것일 수 있다. 치료과정의 사춘기를 겪고 있는 환자를 강압적으로 대하는 것이 좋지 않다.

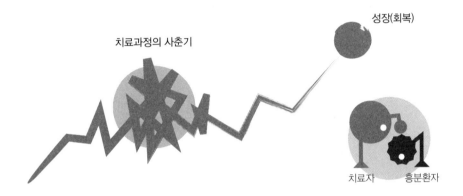

마. 치료자들은 흥분이 없는 조용한 병동을 꿈꾸나, 흥분은 오히려 병동이 건강하다는 표시다. 조용한 병동 속 환자들은 안정적으로 보이나, 어쩌면 그들은 자기만의 세계(증상) 속에서 병을 키우며 살고 있는지 모른다.

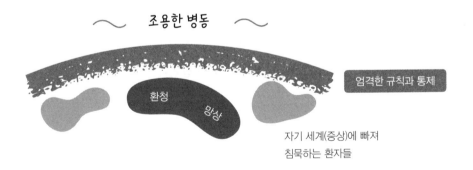

바. 흥분과 갈등은 치료과정, 치료적 관계 그리고 병동에 문제가 있다는 신호다. 그것을 잘 해결하는 과정을 통해 치료적 관계는 견고해지고 환자와 병동은 안정을 찾게 된다.

3) 흥분과 뇌

가. 흥분 시 뇌는 싸우거나 도망가거나 얼어붙거나 하는 기본적인 보호/생존
과 관련된 뇌의 기능이 우세하다. 반면 전두엽의 조절능력은 저하되어
있다.

나. 흥분상태의 뇌는 이성적 생각이나 감정처리를 잘하지 못한다. 다소 반
사적으로 반응한다.

다. 과도한 스트레스로 인해 스트레스 호르몬(cortisol)이 분비되고 이로 인
해 스트레스에 취약한 뇌의 기능 저하가 발생한다. 특히 판단과 기억력
의 저하를 가져오게 된다. 또한 세로토닌의 분비 저하로 이어져 분노와
우울감이 쉽게 자극된다.

라. 치료진은 몇 마디 말로 환자의 흥분을 진정시키려 하나, 한번 흥분한 환
자의 뇌가 안정을 찾기까지 시간이 오래 걸린다.

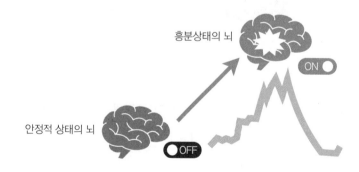

4) 흥분의 구성요소(흥분환자의 특징)

흥분은 단순히 격한 감정과 과격한 행동 요소만으로 구성되어 있지 않다. 주변자극에 대한 과도한 지각과 선택적 지각, 정서적인 불안정성, 인지능력의 제한과 단순한 사고, 불안정한 호흡 등의 신체변화, 목적 없이 반복적인 초조한 행동들과 큰 소리로 반복되는 말 등 다양한 요소를 가지고 있다(흥분의 요소에 대한 충분한 이해가 있을 때 효과적인 치료적 접근이 가능하다).

가. 흥분환자의 지각(perception)

흥분환자는 특정 자극(위험과 관련된 정보)에 민감하다. → 흥분환자를 만나는 치료자는 언행을 조심해야 한다. 특히 비언어적 의사소통을 조심해야 한다.

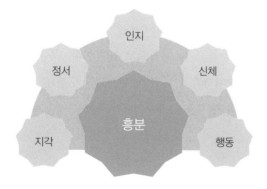

나. 흥분환자의 정서(emotion)

흥분환자의 정서상태는 불안정하다. 강한 불안과 분노에 휩싸이기 쉽다. → 흥분/갈등상황에서 논리적인 설득보다 공감과 지지를 통한 환자의 정서적인 안정을 위해 노력할 필요가 있다. 환자의 정서변화에 민감해야 한다.

다. 흥분환자의 인지(cognition & thought)

흥분환자의 인지능력은 제한되어 있다. 대화에 집중하기 어려워 상대방의 말을 제대로 파악하지 못한다. 기억력이 떨어져 있어 상대방과 자신이 했던 말을 잘 기억하지 못한다. 사고의 유연성이 부족하다. 논리성이 떨어진다. 자신의 문제를 객관적으로 볼 수 없다. 문제해결 능력이 떨어져 있다. → 치료자는 짧고 단순한 대화, 잦은 반복, 쉬운 용어 사용 등에 신경 써야 한다. 치료자가 먼저 구체적인 대안을 제시해야 한다.

라. 흥분환자의 신체반응(body response)

흥분환자의 거친 호흡, 심계항진, 손떨림 같은 신체반응을 보인다. → 신체적 안정을 도와줌으로써 정서적 안정을 도모할 수 있다.

마. 흥분환자의 행동(behavior)

흥분 시 심리적 긴장을 흔히 행동으로 표현한다. 목적이 없고 반복적인 행동(발 구르기, 손 만지작거리기, 머리 뽑기, 옷 매만지기 등)을 보이기도 한다. → 치료자는 환자의 언어적 표현을 도와야 한다. 환자의 행동을 공격신호로 오해하지 않아야 한다.

5) 흥분의 진행과정

흥분은 예상치 못한 상황에서 급격하게 발생하기보다 충분히 예상되는 상황에서 점진적으로 발생하는 경우가 많다. 환자를 자세히 관찰하지 않고 흥분 절정상태의 흥분환자만을 경험한 치료자는 'a'처럼 생각하기 쉬우나, 면밀히 환자를 관찰해 왔고 그 흥분을 대화로 해결하려 했던 치료자는 흥분을 'b'처럼 이해할 것이다. 치료과정과 환경에 대한 불만 또는 질병과 증상으로 인해 쉽게 흥분(tension)될 수 있는 환자가, 특별한 사건 후 또는 주변의 사소한 자극을 받아 서서히 흥분(escalation)하기 시작하고, 치료진의 진정화 노력에도 불구하고 결국 극적인 흥분 절정상태(peak)에 이른다.

　'a'처럼 흥분을 이해하게 되면 안정화치료 과정에서 몇 가지 곤란함이 발생한다. ① 개입지점이 딱 한 군데, 즉 흥분 절정상태 지점밖에 없게 된다. 흥분 절정상태 시기의 흥분환자와는 대화가 힘들기 때문에 강압치료를 시행해야 한다. ② 흥분이 갑자기 급격하게 발생한다는 가정 때문에 예방, 위기관리 또는 조기개입의 노력을 하지 않게 된다. ③ 강압치료로 환자의 상태가 원래대로 진정되었다고 생각하게 되면 사후개입 노력을 하지 않게 된다. 흥분과정을 'b'처럼 이해할 때는 위기관리, 조기개입, 대화를 통한 진정 등의 적극적인 노력을 하게 된다.

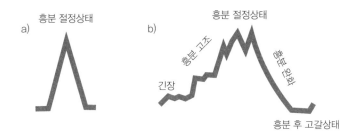

　마찬가지로 흥분을 다음 그림 '1'처럼 한 가지의 스트레스에 의해 유발되는 단순한 과정으로 이해해서는 안 된다. 그림 '2'처럼 흥분은 환자 요인, 환경 요인, 치료진 요인 등이 관여하는 복잡한 과정이다. 흥분과정을 '2'처럼 이해할 때 흥분에 관여하는 요인에 따른 다양한 개입 접근을 하게 된다.

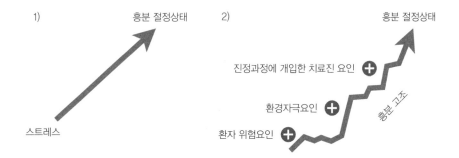

6) 흥분과 갈등

가. 갈등의 요인과 갈등의 심화

흥분은 대부분 갈등에서 시작한다. (정신과 병동에서) 환자는 개인적인 삶과 자유를 요구하나 치료자는 엄격한 집단생활을 강요한다. 치료자는 필요한 치료를 제안하나 환자는 병이 없다며 거절한다. 환자의 요구와 치료자의 요구가 늘 부딪히는 곳이 정신과 병동이다.

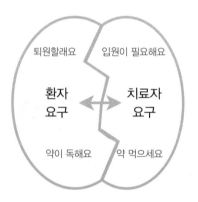

정신과 병동 내 갈등은 쉽게 타협하고 양보하기 어려운 갈등이다. 치료자는 흥분환자의 퇴원요청을 받아들이기 어렵다. 환자는 병동규칙을 그대로 수용하기 힘들다. 필연적으로 거절과 저항이 따르기 마련이다. 치료자와 환자는 서로의 요구를 중재하려고 노력하나, 많은 경우 갈등은 증폭하고 흥분은 극단으로 치닫는다.

치료자와 환자의 갈등을 두 가지로 구분해 볼 수 있다. 현실적인 요구와 정서적인 요구다. (환자의 경우) 치료 및 생활과 관련된 현실적인 요구(예, "부작용이 심해요." "방을 바꿔 주세요.")와 그 현실적인 요구와 연결된 정서적인 측면(억울함, 분노 등)이 있다. '정서적인 측면'을 '정서적인 요구'로 말하는 이유는, 환자가 정서 해결을 요구했다는 의미가 아니라, 치료자 입장에서 볼 때 현실적인 요구 못지않게 정서적인 측면도 중요하게 다뤄야 한다는 점 때문이다.

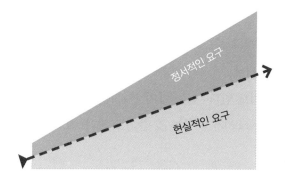

흥분이 진행될수록 환자의 요구와 이로 인한 치료자와의 갈등은 커지게 되고, 환자의 주된 요구 외에 숨어 있던 다른 요구들도 갈등의 수면 위에 올라오면서 현실적인 요구가 확대된다(예, 전화/면회 문제에서 퇴원 문제로까지 확대). 치료자의 거절과 섬세하지 못한 언행이 또 다른 흥분의 재료가 되어 점점 환자의 정서적인 요구는 늘어나게 된다.

환자는 흥분/갈등 과정에서 진정하기 위해 나름 노력한다. 흥분/갈등이 악화되는 과정에서도 극단적인 결과를 피하기 위해 흥분의 고삐를 잡으려고 한다. 친밀한 치료적 관계 트랙(track)과 경쟁적 관계 트랙 사이에서 치료자와의 관계를 깨트리지 않기 위해 노력한다. 그러나 흥분이 진행되면서 치료적 관계는 약해지고 환자의 조절능력은 줄어들게 된다. 이를 정리하면 다음 그림과 같다.

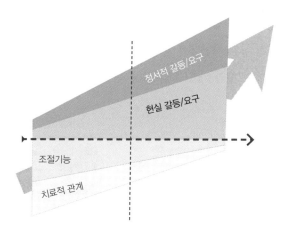

나. 갈등관계 속 환자의 심리

환자들이 치료자와 갈등/경쟁 상황에 처하게 되면 다음과 같은 다양한 반응과 변화를 보이게 된다. 이러한 변화는 점진적으로 이뤄지기도 하나, 때론 아주 빠르게 진행되기도 한다. 이는 마치 환자의 마음속에 스위치가 있어, 어느 순간 환자의 모드(mode)가 바뀌는 것 같기도 하다(예, 협조모드에서 전투모드로 갑작스런 전환).

(1) 관계의 변화

i) 경쟁적(적대적) 관계로의 변화: 치료자와의 관계가 서로 수용하고 문제를 협력적으로 해결하는 관계에서 갈등과 경쟁의 관계로 바뀐다. 자신의 관심사에만 집중하고 상대를 설득하려고만 한다. 공감을 거부하고 양보의 마음은 사라진다.

ii) 치료자에 대한 불신: 점점 치료자의 말(때론 치료자 자체)을 불신한다(예, "당신이 그동안 날 위해 뭘 했는데요? 친한 척, 친절한 척. 늘 '척'만 했잖아요!").

iii) 악(적) 이미지(enemy image): 치료진은 악(적) 그 자체다. 치료자의 모든 말과 행동은 악한 의도가 있고 자신에게 피해를 준다고 생각한다. 치료자가 공격하기 전에 치료자를 공격해야 한다고 생각한다.

iv) 개인신상 비난: 갈등의 주제에서 벗어나 치료자의 개인적인 면을 비난하며 공격한다. 이렇게 해서라도 상대를 이기려고 한다. 감정적인 승리를 하고 싶어 한다(예, "당신 어느 학교 나왔는데요?")

v) 탈개인화: 치료자와 개인적인 갈등 관계에 머무르다가 점차 치료자가

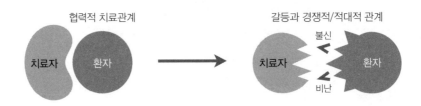

협력적 치료관계   갈등과 경쟁적/적대적 관계

치료자 환자   →   치료자 환자
                        불신
                        비난

속한 집단(예, 병동치료진) 전체를 적으로 간주한다.

(2) 사고의 변화

i)   단순한 사고/융통성 부족: 사고의 다양성이 감소한다. 융통성이 부족하다. 부분적인 것에 집착하고 전체를 보지 못한다.

ii) 자기중심적 사고: '내 생각이 맞아. 내 주장대로 문제가 해결되어야 해. 선생님의 생각은 재고할 여지가 없어.'

iii) 흑백논리: 자신은 억울한 피해자/치료자는 냉혹한 가해자, 난 맞아/넌 틀려, 난 선해/넌 악해.

iv) 탓하기: 문제와 갈등악화의 원인을 자신에게서 찾기를 거부하고, 전적으로 치료자나 치료환경 탓으로 돌린다.

v)   피해의식: '나만 희생당했어. 나는 너무 억울해. 더 이상 손해 볼 수 없어.'

vi) 부정적 및 재앙적 예상: 치료자의 생각에 대해서 그리고 진행되는 갈등의 결과에 대해서 부정적으로 예측한다.

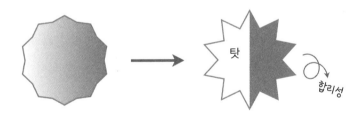

(3) 갈등과 경쟁에 대한 집착과 악화

i)   승리에 대한 집착: 갈등과 논쟁에서 이기는 것밖에 없다. 타협은 없다. 흥분/갈등이 지속될수록 갈등의 이유는 사라지고, 오직 이기는 것만이 목표가 된다.

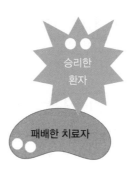

ii) 집요한 요구와 설득: 초기에는 부탁으로 시작하나 점차 치료자를 설득
   하려고 한다. 설득 논리는 단순하나 때론 명확한 논리로 치료자를 부담
   스럽게 한다.

iii) 갈등/문제의 확대: 초기 문제(갈등)를 점차 확대시킨다. 평소 치료자의
   태도나 언행을 문제 삼는다. 다른 사건과 기억을 현재의 흥분사건에 편
   입시킨다. 흥분을 스스로 증폭시킨다(자기 합리화의 과정이며 논쟁에서 이
   기기 위한 또 다른 근거이기도 하다).

iv) 제로섬(zero-sum) 게임: 치료자의 요청대로 하는 것(치료자에게 득이 되는
   결과)은 환자 입장에서는 손해이므로, 어떻게 해서든 치료자에게 손해를
   끼쳐 제로섬으로 만들어야 한다. 반대로 치료자에게 손해가 발생하는
   것은 그 자체로 나에게 이익인 것이다. '나만 손해 볼 수 없다.'는 마음이

치료자
손해/이득
$+$
환자
손해/이득
$= 0$

치료자
이득
$= -$
환자
이득

다. 예를 들면, 치료자가 환자의 퇴원요청을 거절한다면, 환자 이후 치료 과정에 순응하지 않겠다고 고집한다.

v) 극한의 행동: 더 이상 할 수 있는 것(정서적으로나 현실적으로 얻을 수 있는 것)이 없다고 판단되면 극한의 행동을 하게 된다. 상대(치료자)의 전멸을 위해 나의 전멸을 받아들이게 된다. 치료진을 비인간화시키면서 자신의 폭력행동을 정당화한다(죄책감을 덜 느끼게 된다).

갈등상황에서 환자의 다양한 심리는 발달심리학적으로 시사하는 바가 있다. 사실 갈등/흥분/분노는 점진적으로 상승(escalation)하나, 그 순간 환자는 더 원시적이고 비인간적인 형태로 퇴행(regression)하고 있다. 즉, 흥분의 순간 환자는 미성숙한 어린 시절의 사고와 관계로 퇴행하는 것이다. 성숙한 어른에게 존재하는 통제/조절의 질서가 사라지고, 순간 유치하고 미성숙하며 다소 비인간적인 에너지가 지배하는 그 지점으로 내려가는 것이다.

2. 진정과정에 대한 이해

1) 흥분환자 진정과정의 세부 목표

진정과정에는 다섯 가지의 세부 목표가 있다.

가. 조기(early) 개입: 가급적 발생 초기에 개입해야 한다.
나. 신속한(quickly) 진정: 진정과정은 신속하게 진행되어야 한다.
다. 안전한(safe) 진정: 진정과정 중 환자와 직원이 안전해야 한다.
라. 트라우마(trauma) 최소화: 트라우마 발생을 최소화하고 발생한 트라우마에 적극 개입해야 한다.

마. 배우는(learning) 흥분조절: 진정과정을 통해 환자는 스스로 진정하는 방
법을 배우게 된다.

2) 치료자 측면에서의 어려움

흥분환자를 진정시키는 과정은 정신과 치료자들에게 힘든 순간이 아닐 수
없다. 흥분상황에서도 일반적인 정신과적 면담기술이 사용되나 몇 가지 다른
점이 있다. 환자가 불안정하여 대화에 집중하기 어렵고, 환자의 요구가 거세
며 현실적으로 들어주기 힘들고, 면담상황이 긴박하며, 치료자는 신변의 위험
을 감수해야 한다. 이러한 불안정함 속에서 환자를 진정시킨다는 것은 매우 힘
든 일이다.

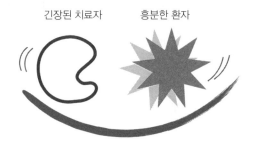

긴장된 치료자   흥분한 환자

더 나아가 흥분환자는 치료자의 감정을 자극하고, 권위와 세팅에 도전하며,
때론 의도적으로 치료자들을 '분노와 갈등의 링' 위로 끌어들인다. 흥분환자를
진정시키는 것은 둘째 치고 치료자 자신의 마음도 추스리기 쉽지 않다. 최선을
다하지만 어느덧 공격적으로 변한 자신을 발견하곤 한다.

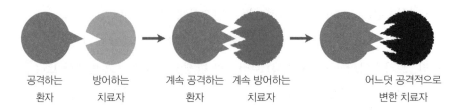

공격하는   방어하는   계속 공격하는 계속 방어하는   어느덧 공격적으로
환자   치료자   환자   치료자   변한 치료자

홍분 진정과정을 어렵게 만드는 치료자의 심리적인 측면을 살펴보면 다음과 같다.

가. 트라우마 재경험(신체적/심리적 트라우마 경험): '또 맞을 것 같아.'

나. 실패에 대한 두려움과 주저함(진정과정 실패 경험): '지난번처럼 실패할 것 같아.'

다. 폭력의 두려움과 긴장감 속에서 면담을 유지하는 것에 대한 부담감: '말한 마디 한 마디가 긴장돼. 실수라도 해서 홍분하면? 나를 때리면? 너무 부담스러워.'

라. 치료적인 개입과정에서 거절, 무시당함, 인격적 모독, 욕설에 대한 두려움: '나의 진심 어린 공감과 제안을 거절하면? 나를 무시하고 욕하면……내 상처는…….'

마. 안정적인 환자보다 정신적 에너지를 많이 써야 하는 부담: '홍분환자 1명보다 안정적인 환자 10명이 낫겠어. 홍분환자 보고 나면 진 빠져.'

바. 홍분환자에 대한 이해, 경청, 공감의 어려움: '저러면 안 되잖아. 도무지 이해가 안 돼. 무슨 말을 해야 할지 모르겠어.'

사. 구체적인 환자의 요구사항에 대한 대처의 곤란함: '들어줄 수 없는 요구를…… 결정권이 없는 내가 어떻게 하라는 말이야.'

아. 면담 시간을 융통성 있게 조절할 수 없다는 어려움(홍분상태 지속 시 면담을 임의로 중단할 수 없기 때문): '바쁘다고 홍분되어 있는 환자에게 잠시 뒤에 면담하자고 할 수 없잖아.'

자. 홍분환자 만나는 일을 '추가로 하는 일(extra job)'로 인식: '왜 내 근무 때 저런 일이 발생해서…… 바빠 죽겠는데…… 오늘 빨리 퇴근해야 하는데…….'

차. 안정적인 환자를 만날 때보다 권위적일 수 없고 계속 지지적인 입장을 취해야 한다는 부담감: '편하게 대할 수 없고, 말을 조심해야 하고, 계속 지지해야 하고…… 힘들어.'

카. 치료자 자신이 진정과정에서 흥분할지 모른다는 두려움: '흥분환자랑 이
    야기하다가 내가 열 받을 것 같아.'

타. 흥분사건에 대한 책임감: '흥분사건이 발생하면 면담한 내가 잘못해서
    흥분한 거라고 생각할 것 같아.'

파. 빠른 시간 내에 진정시켜야 한다는 시간적 압박감: '흥분환자를 빠른 시
    간 내에 진정시켜야 병동이 안정될 텐데⋯⋯.'

하. 주변 동료들의 평가의 시선 '흥분사건을 잘 해결하지 못하면 날 무능한
    치료자로 여길 텐데⋯⋯.'

  이러한 난처함, 두려움, 부담감, 책임감 등의 이유들로 흥분환자들에게 여유
롭게 지지와 공감을 전달하기 어렵다. 말할 타이밍 잡기가 힘들고, 환자의 요
구와 거친 감정 앞에서 무엇을 어떻게 해야 할지 모를 때가 많다. 치료적인 무
엇인가를 시도하려 하지만 제대로 적용할 수 없다. 흥분환자와 만남 자체가 부
담스러워진다. 치료자는 흥분환자 만남 자체를 싫어하게 된다. 부디 자신의
근무 때 흥분환자가 발생하지 않기를 바랄 뿐이다.

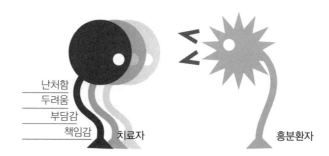

그러나 정신과 치료현장에서 흥분환자는 피할 수 없다. 수많은 시행착오를
거치면서 정신과 치료자들 또는 정신과 병동은 흥분환자 진정과정에 대한 나
름대로의 노하우와 원칙을 가지게 된다. 방법과 과정은 다들 조금씩은 다르나
어떻게든 흥분환자를 진정시키고 있다.

3) 진정과정의 다양성

흔히 진정과정을 흥분된 그 순간의 개입만으로 생각하기 쉽다. 그러나 모든 질병치료가 그러하듯이 흥분환자의 진정과정 또한 다양한 시점에 다양한 방법으로 진행된다.

가. 개입시점에 따른 진정과정 구분

진정과정은 크게 흥분 전(前) 단계, 흥분 단계, 흥분 후(後) 단계로 구분해 볼 수 있다.

(1) 흥분 전 단계: 흥분사건이 가급적 발생되지 않는 치료환경을 만들고, 흥분 위험환자를 개별관리 및 집중관리하며 조기에 흥분신호를 인지하고 개입한다.
(2) 흥분 단계: 의사소통/갈등해결의 비강압치료와 억제/강박/격리/주사의 강압치료를 통해 흥분 단계의 환자를 진정시킨다.
(3) 흥분 후 단계: 흥분사건에 대한 리뷰와 재발방지에 대해 논의한다.

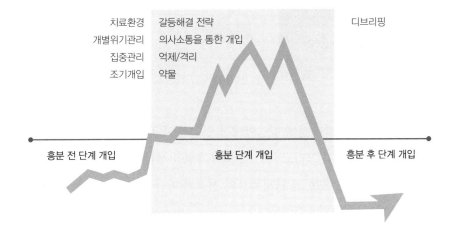

나. 개입의 강압성 여부에 따른 진정과정 구분

진정과정은 대화와 환경을 통해 진정시키는 비강압적 방법과 억제, 격리, 강박, 주사 등의 방법을 통해 진정시키는 강압적 방법으로 구분해 볼 수 있다.

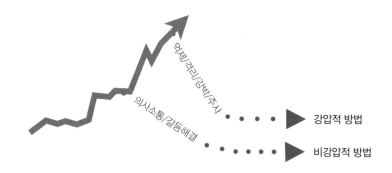

다. 개입하는 문제에 따른 진정과정 구분

진정과정을 진행하는 치료자는 흥분으로 인해 발생한 문제 각각에 대해 전략적이고 구체적인 접근을 시도한다.

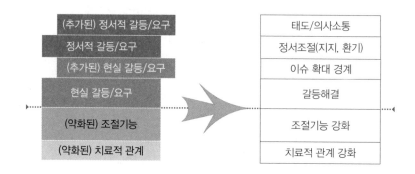

일반적으로 안정화과정에서는 앞에서 언급한 과정이 모두 필요하다. 다만 환자와 치료진의 안전 그리고 치료 및 회복과정을 생각할 때, 절정의 흥분상태에서의 진정보다는 흥분 전 단계에서의 진정이 바람직하며, 강압적 방법보다 비강압적 방법이 보다 바람직하다.

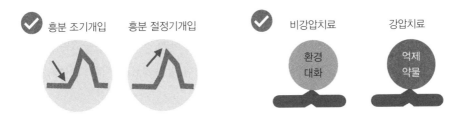

4) 강압치료 선택의 오류

치료적 관계가 좋았던 흥분환자의 경우나 흥분의 정도가 심하지 않는 경우 비강압적인 치료만으로 진정이 될 수 있다. 그러나 치료적 관계가 견고하지 않거나 흥분의 정도가 심한 경우에는, 강압치료가 시행되곤 한다. 이처럼 임상현장 속 치료자들은 흥분과 관련된 다양한 요인들을 평가하여 강압 또는 비강압치료를 선택한다.

그런데 정신과 치료자들이 몇 가지 이유로 비강압치료보다 강압치료를 선호(선택)하는 경향이 있다. 이러한 강압치료의 선호(선택)현상이 정신병동의 오랜 전통이 되어 왔다.

다음은 치료자들이 생각하는 강압치료의 장점이다.

가. 강압치료가 빠르다(치료 시간과 효율성)

강압치료 지시가 있은 후 치료자들에 의해 흥분환자가 제압되어 격리실에 격리 및 강박되기까지 걸리는 시간은 매우 짧다. 바쁜 정신병원(병동)에는 효율적인 방법이다.

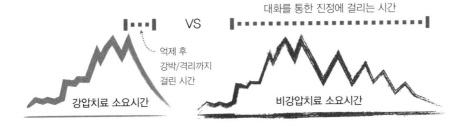

나. 강압치료는 확실한 방법이다(치료 효과성)

홍분환자는 격리실 격리 및 강박을 통해 확실하게 진정이 될 수 있다. 또한 병동의 안녕과 질서를 유지하기 위해서는 강력한 강압치료가 시행되어야 한다.

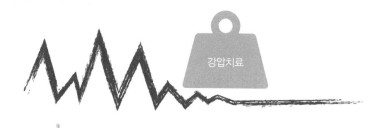

다. 강압치료는 어렵지 않다(치료기술 습득 및 적용 용이성)

강압치료는 한두 가지 간단한 기술과 강한 힘만 있으면 시행할 수 있다. 몇 명의 남자 치료자들이 힘을 보여 주면서 강하게 밀어붙이면 대부분의 환자는 제압이 가능하다.

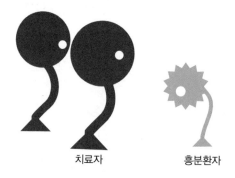

치료자   흥분환자

라. 강압치료는 편하다(치료자의 부담감)

홍분환자와 심리적 소통이 덜한 강압치료는 부담감이 덜하다. 그에 비해 비강압치료(대화)는 치료자에게 견디기 힘든 괴로움을 준다.

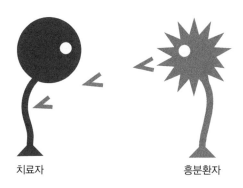

치료자   흥분환자

　그동안 정신과 치료자들은 이러한 생각들을 받아들여 왔다. 격한 흥분환자를 만나는 현장 속에서 강압치료는 타당하고 강력한 방법으로 인정되었다. 다른 방법은 생각하지 못했었다.

　그러나 정신과 치료와 인권 측면에서 많은 변화가 있었다. 정신질환에 대한 새로운 이해, 약물치료의 발전, 인지행동치료 등 정신치료법의 개발, 심리사회재활, 회복(recovery)의 강조, 트라우마 기반 치료(trauma informed care), 당사자 주도, 인권의 중요성 인식 등이 그러하다.

　이제는 흥분환자를 진정시키는 방법에도 변화가 필요하다. 대표적인 강압치료의 대안은 대화를 통한 진정화(verbal de-escalation)다. '대화로 진정한다.'라는 말에 적잖이 실망할 수 있다. 그동안 수많은 경험 속에서 대화시도는 번번이 실패로 끝났고, 결국 강압치료가 필요했었기 때문일 것이다. 그러나 냉정하게 생각해 보면, 우리는 흥분환자와 흥분환자의 진정에 대한 교육을 제대로 받은 적이 없다. 우리는 각자의 경험 속에서 초보적인 면담 수준에서 흥분환자를 만나 대화를 시도했었다. 만약 우리가 '대화를 통한 진정화'를 제대로 배우고 익힌 후 실제로 활용할 수 있다면, 우리의 선택은 달라질 수 있다.

　대화를 통한 진정이 가능하다는 전제하에 앞의 네 가지 강압치료의 장점을 다시금 살펴보면, 네 가지 장점은 오히려 단점으로 작용될 수 있다.

가. 강압치료가 빠르다 → 빠르지 않다

강압치료는 빠르다. 그러나 강압치료를 위해서는 4~5명이 필요하다. 참여 치료진의 시간을 모두 합하면 그리 적지 않는 시간이 된다(10분×4~5명=40~50분). 1명의 숙련된 치료자에 의해 진행된 대화를 통한 진정이 15~30분 정도 걸린다고 가정한다면, 비강압치료가 시간적인 측면에서 오히려 더 효율적이다. (1명의 치료자 관점이 아닌 병원조직 전체에서 바라볼 때의 계산법이다.)

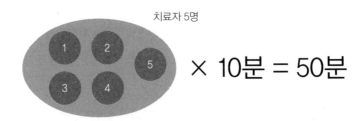

또한 강압치료 총 소요시간을 '강압까지 걸리는 시간 및 격리 시작'만으로 보면 안 된다. 격리실에 들어간 후 치료자는 계속 흥분환자를 관찰/평가/기록하고 때론 개입해야 한다. 정확하게 말해, 강압치료에 소요되는 총 시간은 '10분+격리시간(수 시간)'이다. 그에 비해 대화를 통한 진정은 딱 15~30분이다.

나. 강압치료가 확실한 방법이다 → 잠시 덮을 뿐이다

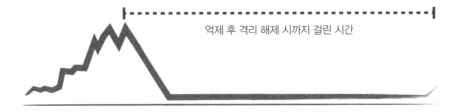

강압치료는 확실하게 흥분현장을 조용하게 한다. 그러나 혹 흥분현장만 조용해진 것은 아닌가? 격리실에 들어간 환자의 흥분은 정말 진정이 되었는가? 격리실에서 나온 환자의 흥분과 욕구불만 및 갈등은 여전히 미해결상태가 아

닌가? 강압치료로 인한 진정효과는 환자 입장에서 볼 때 진정이라고 볼 수 없다. 단지 병동이 잠시 진정되었다(조용해졌다). 강압치료에 대한 공포(두려움)로 주춤하고 있을 뿐 강압치료로 인해 환자의 흥분가능성은 더해졌다. 오히려 대화를 통한 진정이 환자 요구의 해결과 안정을 가져오는 보다 확실한 방법일 수 있다.

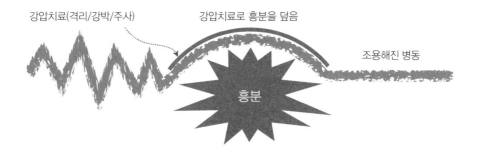

다. 강압치료는 어렵지 않다 → 안전하고 신속하게 강압치료를 진행하려면 교육이 필요하다

강압치료는 물리적인 힘이 중요하기에 아주 힘세고 건장한 사람이라면 특별한 교육과정이 필요 없을 수 있다. 그러나 강압치료는 힘뿐 아니라 기술, 용기, 팀워크 등이 중요하다(제대로 훈련받지 않고 시행되는 억제/강박으로 많은 치

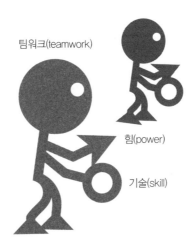

료진과 환자가 다치고 있다). 또한 다양한 흥분환자와 다양한 흥분상황에 적합한 강압치료 기술을 개별 적용해야 한다. 혼자서 할 수 없고 여러 사람의 팀워크가 있어야 한다. 신속하고 안전한 강압치료는 결코 쉽지 않다.

물론 대화를 통한 진정과정도 고도의 면담기술과 용기가 필요하다. 쉽지 않다. 그러나 숙련된 치료자라면 대화만으로 혼자서(여러 사람이 아닌) 흥분환자를 진정시킬 수 있다.

라. 강압치료는 정신적으로 덜 부담스럽다 → 갈수록 몸과 마음이 부담스럽다

강압치료는 몸으로 시행하는 치료법이라 강압치료 순간 치료자들의 정신적인 부담감은 덜하다. 흔히 하는 말로 몸고생이 마음고생보다 나은 법이다. 그러나 강압치료 후 밀려오는 죄책감과 후회, 격리해제된 환자와의 긴장감과 미안함 등 정신적인 부담감이 적지 않다. 대화를 통한 진정의 경우, 그 순간에는 정신적으로 부담되나 경험이 쌓이면서 정신적 부담이 덜해진다. 또한 성공적인 진정이 가져다주는 보람이나 흥분환자와의 관계 개선 등 심리적 보상을 무시할 수 없다.

비강압치료의 장점이 의외로 많다. 정신과 치료자들이 비강압치료를 잘 배우고 익힌다면, 정신과 치료현장에서 흥분환자 진정과정에 강압치료의 단점을 보완하는 훌륭한 대안이 될 수 있다.

이상 강압치료에 대한 치료진의 생각에 대한 오류를 살펴봤다. 이제 강압치료가 흥분환자와 치료진에게 그리고 주변 환자와 병동에게 어떠한 영향을 끼치는지 살펴보자.

5) 강압치료의 부정적 영향

강압치료를 시행할 때 치료진들은 강압치료의 다양한 부작용에 대해 예상하고 있어야 한다. 그러나 강압치료가 당연시되는 병동 분위기에서는 강압치료의 부정적인 영향에 대해 무관심하거나 무시하는 경향이 있다. 강압치료의 부정적인 결과들은 다음과 같다.

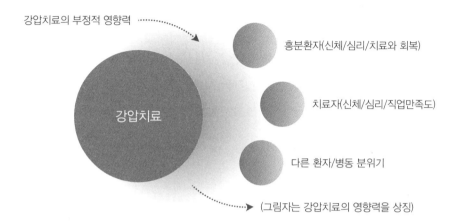

강압치료의 부정적 영향력

강압치료

흥분환자(신체/심리/치료와 회복)

치료자(신체/심리/직업만족도)

다른 환자/병동 분위기

(그림자는 강압치료의 영향력을 상징)

가. 환자의 신체적인 손상

(1) 찰과상, 피하출혈, 근육손상, 뼈와 관절 골절 및 손상, 치아손상, 뇌손상 등

(2) (오랜 강박으로 인한) 탈수, 순환계 이상

(3) (많은 양의 주사와 약물로 인한) 추체외로계 부작용, 과도한 진정 등

(4) (드물게) 사망(질식사, 심장 관련 질환 등)

나. 환자의 심리적 손상

(1) 두려움, 무력감, 모멸감, 불신, 분노 등

(2) 트라우마 발생 또는 트라우마 재경험(강압치료 자체가 트라우마가 된다. 과거 폭행 등의 경험이 있는 환자의 경우는 트라우마의 재경험이 되어 더욱 힘들어진다. 일반적으로 트라우마 치료에 있어 가해자로부터 피해자 분리가 가장 중요한데, 정신과 병동에서 발생한 강압치료 트라우마는 그럴 수 없다. 가해자인 치료자를 매번 부딪혀야 한다.)

다. 환자의 치료와 회복에 미치는 영향

(1) 기존 증상의 악화(예, 폐쇄공포증 환자의 경우 격리로 인해 공황발작 경험/피해사고가 있는 환자는 강압치료 후 피해사고가 더욱 견고해지고 광범위해짐)

(2) 치료적 관계의 손상 및 치료에 대한 거부(치료진을 신뢰하지 않게 될 수 있고, 일련의 치료를 거부할 수 있다. 물론 강압적 개입 후 치료에 순응적인 모습을 보일 수 있으나, 그 안에는 해결되지 않는 갈등/분노가 있을 수 있다.)

(3) 환자의 자발적 감정조절학습 기회 박탈(흥분/갈등과 분노의 감정을 치료진의 도움을 받아 스스로 극복하는 훈련을 하는 것이 결국 정신과 치료일 텐데, 이러한 감정조절학습 기회가 사라지게 된다.)

(4) (결과적으로) 회복의 지연

라. 다른 환자와 치료환경(병동)에 미치는 영향

(1) 강압치료 과정을 지켜보는 다른 환자들의 정서에 미치는 영향[목격자 외상(witness trauma)으로, 강압치료를 지켜보는 다른 환자들에게는 과거 자신들의 트라우마 사건이 다시 떠오르게 되는 순간이 될 수 있다.]

(2) 병동에 연쇄적인 흥분사건 발생가능성

(3) 병동 분위기 긴장/환자 상호 간 경계심 강화(환자들은 치료진의 눈치를 살피게 되고, 솔직한 감정표현이 제한된다. 증상들이 숨겨지게 되고 치료가 지연된다.)

마. 치료자들에게 미치는 영향

(1) 치료자들의 신체적인 손상

(2) 치료자들의 심리적인 손상(분노, 죄책감, 좌절, 불안, 트라우마 관련 증상)

(3) 이후 치료과정에 미치는 영향(환자의 필요에 둔감/환자에 대한 공감력 감소/흥분사건에 대한 소극적 개입)

(4) 치료자들의 업무스트레스 증가 및 업무만족도 저하(잦은 이직으로 연결)

이와 같은 부작용을 생각한다면, 강압치료 사용을 신중하게 결정하고, 실행 시 환자와 치료진의 안전에 주의해야 한다. 충분한 인력, 좋은 팀워크, 숙련된 기술을 바탕으로 강압치료를 시행해야 한다. 또한 비강압적 노력들을 충분히 시도한 후 마지막 수단으로 강압치료는 사용되어야 한다.

6) 여전히 강압치료가 주된 치료법으로 남아 있는 또 다른 이유들

강압치료의 단점과 부정적인 영향에도 불구하고 여전히 강압치료는 흥분환자의 주된 치료법으로 남아 있다. 이는 정신과 치료자, 병동 문화, 정신병원과 정신보건 시스템 안에 오랫동안 존재하고 있는, 다음과 같은 태도와 개념에 기인한 것일 수 있다.

가. 정신과 질환, 정신과 환자, 정신과 치료에 대한 개념
(1) 정신과 환자는 수동적으로 치료를 받는 역할을 해야 한다. 왜냐하면 정신과 환자들은 사고하고 소통할 능력이 부족하다(특히 흥분 시기에는).
(2) 흥분은 하나의 정신증상이니 어떤 식으로든 빨리 제거(?)해야 한다.
(3) 정신적 안정을 위해서는 어떠한 치료(억제/강박/격리)도 용인될 수 있다.

나. 관리중심, 통제중심, 전체주의적인 병동 운영
(1) 현실적으로 적은 수의 치료자로 많은 환자들을 치료하려면 병동을 잘 통제하고 관리해야 한다. 개별적인 접근은 불가능하고 전체주의적인 접근이 유일하다.
(2) 권위와 물리력에 의한 강압치료는 병동 운영에 있어 필수적인 힘이다.
(3) 환자의 인권은 치료와 병동 운영을 위해 희생될 수 있다.

다. 관련 교육과 제도의 부재

(1) 안정화치료를 배우고 싶어도 변변한 교육자료나 교육과정이 없다.

(2) 병동에서 의미 있는 변화의 시도를 하고 싶어도 병원/국가에서의 제도적
   인 도움이 없다.

라. 기타

마지막으로 병동의 안전을 책임지고 있는 치료자들의 역할이 변화되어야
한다. 병동에서 환자들과 가장 많은 시간을 보내고 있고, 환자들과 가장 가까
이에서 지내고 있다. 힘의 우위로 병동을 조용히 시키거나, 흥분환자를 권위/
힘으로써 진정시키는 역할에서만 머무르지 말고, 치료적 병동 분위기를 조성
하고, 병동의 변화를 세밀하게 모니터링하고, 환자들 사이의 가벼운 긴장과 갈
등을 조정하는 등 지금까지 조금씩 했던 역할을 좀 더 적극적으로 해야 한다.

최근 20~30년간 정신보건 전반에 많은 개념과 인식의 변화가 있어 왔다.
이러한 시대적 변화를 뒤따라가지 못하는 곳 중 하나가 정신과 병동이다. 강압
치료가 여전한 이유가 여기에 있다. (정신과 병동이 변화되어야 할 방향에 대해서
는 2장에서 자세히 설명할 것이다.)

이상 진정과정이 어려운 이유, 일반적인 흥분환자 진정과정, 강압치료와 비
강압치료 비교, 강압치료의 부정적인 영향 그리고 정신과 치료문화와 환경 변
화의 필요성에 대해 살펴보았다.

다음 장부터는 정신과 병원이 흥분환자 안정화치료를 유지하기 위해 필요
한 다음의 여섯 가지 요소에 대해 자세히 기술하겠다.

① 치료적인 환경 조성

② 조기발견 및 조기개입

③ 안정화 기법(비강압적, 강압적)

④ 위기반응팀 운영

⑤ 사후평가, 보고 및 리뷰

⑥ 치료자 교육 프로그램

다음 그림은 여섯 가지 요소가 포함된 안정화치료 흐름도다.

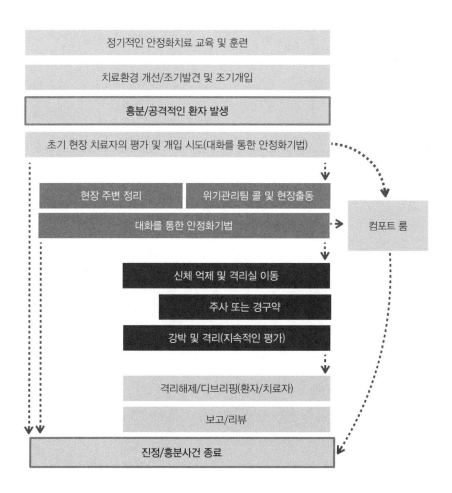

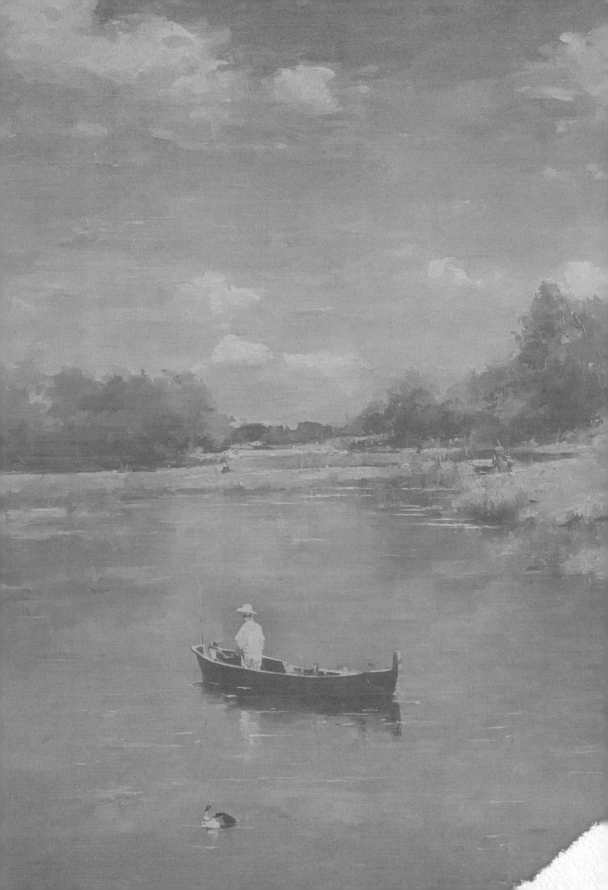

2 | 장

치료적인 병동 환경 및 병동 문화

흥분환자를 진정시키는 과정에서 치료진의 면담 기술과 강압치료 기술이 중요하다. 흥분환자에 대한 면담의 기술이나 숙련된 신체 억제기술 이면에, 정신과 환자에 대한 치료진의 이해와 태도는 고스란히 정신과 병동의 치료환경/치료분위기(therapeutic milieu/therapeutic atmosphere)에 반영되게 된다.

흥분환자를 진정시키는 과정에서 치료자 개인의 역량과 태도가 중요하다. 그러나 흥분환자의 진정보다 더 중요한 것은 흥분발생을 줄이는 것이다. 흥분발생을 줄이기 위한 병동 전체의 노력이 중요한 이유가 여기에 있다.

정신과 병동은 본태적으로 흥분을 자극하는 요인이 많은 공간(overstimulating condition)이다. 정신과 병동의 모든 치료과정과 병동생활은, 치료자에게는 일반적인 것이지만, 환자에게는 침해 및 억압일 수 있다. 어쩌면 정신과 입원환자의 흥분은 필연적이다. 다만, 좋은 병동 환경에서는 흥분사건이 발생할 가능성은 낮을 것이며, 설령 흥분사건이 발생하더라도 극단적으로 치닫지 않을 뿐이다.

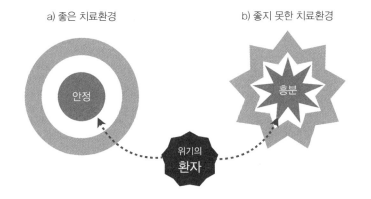

a) 좋은 치료환경   b) 좋지 못한 치료환경

안정

흥분

위기의 환자

1. 환자와 치료에 대한 올바른 이해

'좋은 치료환경(분위기)'을 위한 구체적인 노력들을 언급하기 전에, 치료자의 정신과 환자에 대한, 그리고 치료 목표에 대한 올바른 이해가 필요하다. 치료 대상자에 대한 이해와 치료 목표가 올바르지 않으면, 치료환경(분위기)이 건강하지 못할 것이다. 과거에는 정신과 환자에 대한 부족한 이해와 수용 위주의 목표로 인해 치료하는 병원이 아닌 대형 관리 수용소가 되어 버린 경우도 있었다. 치료자의 생각과 태도가 치료환경을 만든다.

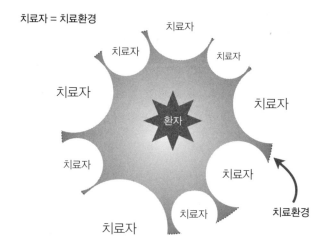

1) 정신과 환자에 대한 올바른 이해

다음 그림처럼 정신과 환자를 두 가지 경우로 대비해 이해해 볼 수 있다. '정신증을 가지고 있는 A 씨(person A with psychosis)'와 '정신증 환자 A 씨 (psychosis A)'다. A 씨를 '정신증을 가지고 있는 A 씨'로 이해하는 것과 '정신증

환자 A 씨'로 이해하는 것은, A 씨를 만나는 치료진에게 많은 차이점을 준다. 전자는 이해와 대화가 가능하고 협력이 가능한 사람으로 인식되는 반면, 후자는 모든 언행이 정신병적으로 바라봐지고, 이해와 대화가 쉽지 않고, 치료적인 협력이 어려운 사람으로 인식되기 쉽다(dehumanization).

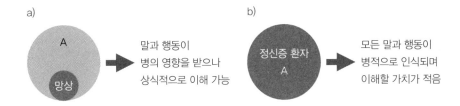

정신과 환자의 정신병적인 증상과 문제행동만 보지 말고, 정신적인 어려움을 가지고 자신의 한계와 싸워 나가고 있는 연약한 한 사람을 바라봐야 한다는 것이다. 치료자가 증상과 문제행동에 집중하다 보면, 환자를 증상투성이/문제투성이로 인식하고, 환자의 모든 말과 행동을 증상과 문제의 관점에서만 해석하게 된다. 한 인간으로서의 존귀함은 사라지고, 이상하게 행동하는 정신증 환자(광인)만 남게 된다.

흥분환자의 경우도 마찬가지다. '어떤 일로 흥분하고 있는 A 씨'로 바라보게 되면, A 씨가 흥분한 이유에 대해 관심을 갖고 대화를 시도하고 협력을 시도하게 된다. 그러나 '흥분환자 A 씨'로 바라보게 되면 섬세하고 따뜻한 이해와 대화의 필요성이 사라지고 성급한 강압치료를 하게 된다.

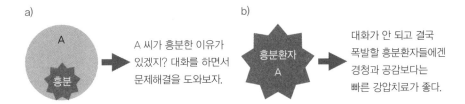

2) 정신과 치료의 목표에 대한 올바른 이해

바람직한 정신과 치료는, 치료자가 환자의 손에 쥐어 주는 그런 종류의 것이 아니다. 환자들은 남아 있는 정신증상과 각자 인생의 당면 문제를 안고 살아갈 것이다. 정신과 치료자들이 모든 문제를 해결해 줄 수 없고 모든 상황에서 함께할 수 없다. 환자들은 각자의 생존전략으로 그들의 정신질환과 함께 그들의 인생을 살아갈 것이다. 단순한 증상제거(치료)가 아닌 회복(recovery)의 과정을 가는 것이다.

다음 그림처럼 치료의 개념을, 치료자가 주도적으로 환자의 증상만을 없애는 것, 즉 문제 많은 환자에게 약을 주고 행동문제를 조절(control)하는 것으로 이해하기보다는, 'b'처럼 환자 스스로 회복과 성장을 해 나가도록 돕는(help) 과정, 즉 치료자가 해야 할 일은 좋은 치료환경을 제공하며 적극적인 약물치료와 심리사회적 서비스를 제공하여 환자의 회복을 돕는 것으로 이해하는 것이 더 바람직하다.

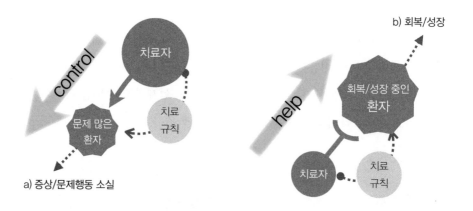

일부 치료자들의 경우 이러한 환자와의 회복을 위한 파트너십(partnership) 관계를 어색해한다. 이들 치료자들은 parentalism(가부장주의, 온정주의)으로 환자를 대할 때가 많다. 즉, 모든 결정을 치료자가 결정하고 책임 또한 치료자가 지려는 태도다. 이러한 태도는 회복의 관점과 충돌한다. 때론 치료자가 주도적인 역할을 해야 하는 순간(예, 급성 정신증)도 있으나, 치료와 회복의 여정에서 주체는 환자여야 한다.

홍분환자를 대할 때도 회복의 관점은 적용되어야 한다. 홍분환자의 홍분(증상)만 재빨리 제거해 버리는 것이 목표가 되어서는 안 된다. 홍분환자와 대화가 어렵고 힘들더라도 치료자는 지혜와 용기와 인내로, 홍분환자가 (지금까지는 혼자서 잘 조절하지 못했던) 이 홍분사건을 잘 조절해 나갈 수 있도록, 즉 이 사건을 통해 갈등해결법, 분노조절법, 자기 주장법 등을 배워 나갈 수 있도록 도와야 한다. 이를 위해 강압치료(억제, 격리, 주사)를 지양하고 비강압치료를 지향해야 한다.

3) 정신과 병동 운영에 대한 올바른 이해

수용위주의 대형병원(asylum)의 전통은 정신과 병동을 관리중심, 통제중심, 집단중심으로 만들었다. 치료보다 관리가, 자율보다 통제가, 개인보다 집단이 우선시되었다. 당시의 의학수준, 의료현실 그리고 인권의식을 생각하면 충분히 이해할 수 있다. 그러나 정신의학과 정신보건 개념이 발달한 지금도 여전히 관리중심의 병원에 머물러 있다면 이것은 문제다. 정신질환에 대한 개념이 바뀌었고, 치료법이 다양해지고 획기적으로 좋아졌다. 기본적인 인권수준이 달라졌다. 정신과 병동도 바뀌어야 한다. 새 술을 담을 새 부대가 필요하다.

관리중심/통제중심/집단중심의 병동 문화가 홍분을 자극할 수 있다. 환자를 위해 만들어진 규칙과 제한들이 역설적이게도 환자를 홍분상태에 이르게 하는 자극요인이 되기도 한다. 자율이 없는 엄격한 통제시스템하에서는 불만이 쌓일 수밖에 없다. 프라이버시가 사라진 집단적인 생활은 개인주의 생활에 익숙한 사람들에게는 그 자체가 스트레스다. 이러한 병동 문화를 바꾸는 것만으로도 홍분발생을 줄일 수 있을 것이다.

관리/통제의 눈으로 병동과 환자를 바라보면, 자칫 환자들을 '잠재적 문제아/폭력자'로 보기 쉽다. 대화의 필요성과 중요성이 줄어들 수 있다. 치료의 목표가 회복보다 조용한 환자 만들기가 되기 쉽다. 치료자들은 파워를 놓는 것을 두려워한다. 파워를 놓으면 병동의 질서가 무너질 거라 염려를 하고 있다. 인간(환자)에 대한 믿음이 필요하다.

　　그러나 간과하지 말아야 할 점이 있다. 수십 명이 입원해 있는 정신과 병동이 유지되기 위해서는 관리와 통제 및 집단중심의 서비스가 제공될 수밖에 없다. 중요한 것은 적절한 균형이다. 개인/회복/자율에 좀 더 초점을 맞추되, 집단/관리/통제의 요소도 겸비해야 한다.

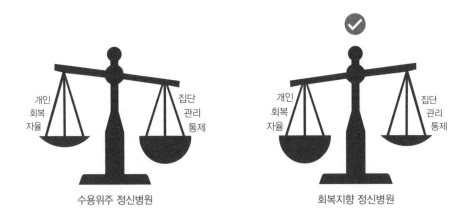

개인 회복 자율　　　집단 관리 통제　　　개인 회복 자율　　　집단 관리 통제

수용위주 정신병원　　　　　　　　회복지향 정신병원

　　이제 구체적으로 어떻게 하는 것이 흥분환자를 자극하지 않는, 그리고 흥분위기의 환자가 빠르게 진정이 될 수 있는 좋은 치료환경(분위기)인지 살펴보자.

2. 좋은 치료환경(분위기)을 위한 구체적인 노력

1) 환대

정신병원에 처음 입원한 정신과 환자에게 정신병동은 낯설고 두려운 환경일 수 있다. 자는 것, 먹는 것, 화장실 이용하는 것, 씻는 것, 쉬는 것 그 어느 것 하나 어색하고 불편하다. 만나는 사람마다 낯설고 무섭다. 치료자는 수시로 바뀌고 안면을 텄던 치료자를 만나기 쉽지 않다. 안전과 안정을 확보할 나만의 장소와 대상이 없다. 또한 집단생활과 많은 통제와 규칙들은 자존감을 마저 무너뜨린다. 이런 곳에서 마음의 안정을 찾는다는 것은 쉽지 않다. 입원 초기 흥분환자가 많이 발생하는 것은 이러한 병동 문화에 적응하지 못한 결과다. (이런 점에서 정신과 병동은 참으로 역설적인 현장이다. 힘든 환자를 돕는 곳인데, 환자가 오히려 더 힘들어질 수 있다.)

이러한 낯선 환경 속 의심, 경계, 불안과 긴장 속 환자(특히 입원 초기의 환자)에게 정신과 치료자의 진심 어린 환대(hospitality)는 대단히 치료적이다. 치료자들은 환자와 만나는 치료와 병동생활 곳곳에서 환대와 존중을 실천할 수 있다.

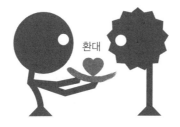

환대

가. 환자에게 먼저 인사하고 자기 소개하기

환자들에게 먼저 다가가서 인사하고 자신을 소개한다. 이름과 직책(역할)을 소개한다. 외래에서 환자를 만나는 의사나, 입원실에서 환자를 만나는 모든 정신과 치료자들이 꼭 지켜야 할 부분이다. 입원환자가 외래치료자와 함께 병동에 들어올 때 병동치료자들은 사무실(스테이션)에서가 아닌, 몇 걸음이라도 오는 방향으로 다가가 자신을 소개하며 맞이한다. (인사와 자기소개는 상대에 대한 존중의 시작이다.)

나. 환자 이름 불러 주기

환자의 이름을 불러 주는 것은 의미 있는 일이다. 이름을 부를 때 좀 더 개인적인 관계가 맺어진다. 치료적 관계가 형성되고 강화되는 순간이다. 자신의 이름을 기억하고 불러 준다는 것만으로 행복해하는 환자들이 많다.

호칭의 선택에서도 존중을 보여 줄 수 있다. 병동치료진 모두 통일된 호칭을 사용해도 좋으나, 환자에게 "제가 어떤 호칭을 사용하면 좋겠어요? 편하게 결정해 주세요."라고 말하며 환자가 선택하도록 해도 좋다. 이 순간 환자는 존중받는 느낌을 받는다. (나이 든 치료자들은 평소 친근함을 이유로 환자에게 반말을 사용하곤 하는데, 평소에는 치료진의 권위에 눌려 큰 문제가 없지만, 예민한 갈등상황에서는 반말 사용이 자극요인이 될 수 있다.)

∨ **사례 1: 강제입원으로 흥분한 중년의 교통사고 후 뇌손상환자**

환자: (큰 목소리로) 왜 강제로 입원시켜! 너희들이 뭐 경찰이야?

치료자: (환자를 처음 만나면서) 선생님, 무슨 억울한 일이 있으신지요?
　　　　선생님, 잠시 저와 이야기를 하실 수 있겠습니까?

환자: (순간 당황하며…… 목소리를 낮추고) 뭐 그러지요.
　　　　→ '선생님'이라는 호칭에 환자는 순간 놀라며 점잖게 면담할 수
　　　　　있었다.

다. 입원 직후 병동 라운딩하며 병동시설 안내하기

입원 직후 입원시설과 병동생활에 대한 안내를 해 주면서 환자와 치료적 관

계를 형성할 수도 있다. 시설 및 생활 안내뿐 아니라 다른 치료자나 다른 환자들과도 연결될 수 있도록 돕는다. 치료공동체에 빨리 흡수되도록 돕는다. 외래에서 주치의가 환자를 직접 입원실로 안내하여 병동시설을 간단히 소개하는 것도 좋다. 이때 치료자가 일방적(주입식)이지 않고, 환자가 궁금한 것들과 염려하는 것들에 대하여 질문할 수 있도록 한다. 또한 환자에게 규칙을 설명할 때 '~은 안 됩니다.'라고 말하는 대신에 '~을 기대합니다.' 또는 '~은 가능합니다.'라고 말한다.

라. 환자가 편하게 요청하도록 도와야 한다

정신병원에 처음 입원한 환자는 궁금한 것이 많고 실제로 많은 도움이 필요하다. 그러나 환자가 치료자에게 질문하거나 요청하는 것이 쉽지 않다. (낯선 치료진, 혼란스런 마음상태, 업무방해 염려와 미안함 등의 이유로) 머뭇거리는 환자에게 먼저 다가가 물어보는 것이 좋다. "하실 말씀이 있어 오신 듯한데, 저에게 말씀하셔도 됩니다." "무엇이든 요청하셔도 됩니다. 저희가 다 들어드릴 수 없지만 함께 해결책을 찾아보죠."

마. 그 외

(1) 입원하자마자 바로 주사를 주는 경우가 있다. 입원의 첫 경험이 강제주사와 격리실 사용이라면 입원 적응과 회복이 더딜 것이다. 입원 직후 주사는 신중해야 한다.

(2) 환자와 관련된 병동의 상황에 대해 미리 알리고 이해와 협조를 요청한다 (예, 기존 사용 중인 방에 새로운 환자가 오게 된 경우, 홍분환자가 입원하게 되는 경우 등).

(3) 치료자들 간의 대화, 치료자들의 움직임 등이 환자에게 자극되지 않는지 주의한다(예, 치료자들의 큰 목소리, 타 손님에 관한 치료자들의 대화 내용, 워키토키 응답, 문 여닫는 소리, 통화 내용 등).

이 외에도 환대를 실천할 수 있는 방법은 많다. 앞에서 언급한 것들은 상당히 쉬운 것들이고 당연한 것들이지만, 실제 치료현장에서 치료자들이 놓치고 있는 것들이 많다.

2) 개별적 서비스

정신병동은 집단 전체를 위한 치료현장이므로, 모든 서비스를 개별적으로 제공할 수 없다. 어쩔 수 없이 맞지 않는 서비스가 제공될 때도 있다. 또한 치료자들이 개별적 서비스를 제공하고자 하나 현실적인 한계에 부딪힐 때가 많다.

병동 전체에 대한 고려 및 서비스 제공의 현실적인 한계 속에서도 치료자들은 환자들의 개별적인 요구에 대해서 반응하고, 환자에게 맞는 개별적인 치료를 제공하기 위해 노력해야 한다.

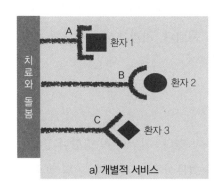
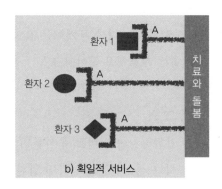

a) 개별적 서비스   b) 획일적 서비스

가. 약물치료 개별화

(1) 치료자들이 개별 환자의 상태와 특징을 고려하여 약물과 투여방법을 결정하는 것은 너무나 당연한 말이다. 그러나 종종 치료자들은 환자별로 개별화하지 못하고, 질환별로 또는 증상별로 유사하게 처방하는 경향이 있다.

(2) 흥분환자에게 응급약물을 투여할 때도 흥분사건과 흥분환자의 개별적

특징을 고려하지 않고, 늘상 하던 대로 약물 종류와 용량 그리고 투여방
법(주사, 경구제)을 결정하는 경우가 많다. (예, 협조적인 환자임에도 물건을
파손했다는 이유로 고용량의 주사를 처방한다.)

(3) 약물치료의 시간적 개별화도 중요하다. 즉, 환자의 증상과 상태는 점점
변화하는데, 치료자는 장기간 같은 용량의 약물을 처방할 때가 있다. 어
제의 환자와 오늘의 환자는 다른 환자일 수 있다.

(4) 약물복용 시간도 개별화할 수 있다. 평소 입면 시간이 늦었던 환자에겐
투여시간을 늦출 수 있다. (정신과 병동의 마지막 투약시간이 다소 이른 면
이 있다.)

나. 기타 개별화

(1) 모든 환자를 획일적으로 프로그램에 참여하도록 하는 것이 아니라, 환자
의 증상과 특징(나이, 성별 등)에 따라 치료프로그램이 달라져야 한다.

(2) 간호행위 시 집단적으로 하지 않고 환자의 요구에 따라 개별적으로 할
수 있다(체중/혈압, 투약 등). 환자는 작은 것에도 민감하고 타인의 시선
을 의식하기 때문이다.

(3) 수험생 또는 학생 환자들이 공부 공간에 대한 요구가 있을 때 병동 내 개
인 공간을 마련해 줄 수 있다.

3) 트라우마 기반의 치료(trauma informed care)

정신과에 입원하는 환자들은 트라우마를 가지고 있을 가능성이 높다. 정신
과에서 일반적으로 시행되는 치료와 돌봄서비스도 트라우마 경험이 있는 환
자에게는 힘들 수 있다. 치료자의 다소 큰 목소리, 갑작스런 움직임과 표정변
화, 예상치 못한 치료행위(특히 강압치료), 낯선 물리적 환경과 약의 부작용 등
은 트라우마 유발요인이 될 수 있다.

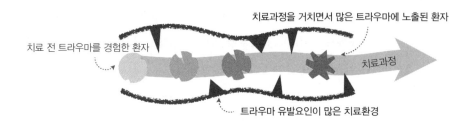

치료과정에서 치료자들은 이미 트라우마가 있는 환자에게 새로운 트라우마를 주거나 트라우마를 재경험하게 하지 않도록 주의해야 한다. 환자가 어떤 항생제에 알레르기가 있는지 치료자가 알고 있어야 하듯이, 정신과 치료자들은 환자의 과거 트라우마에 대해 인지하고 있어야 한다.

다음은 트라우마 기반 치료의 몇 가지 예다.

- 치료/돌봄서비스를 하기 전에 충분히 설명한다.
- 치료/돌봄서비스를 하기 전에 가급적 동의를 구한다.
- 신체접촉을 피한다. 신체적인 접촉이 있는 치료행위를 할 때 동성 치료자가 적극 개입한다. 부득이한 경우에는 이성 치료자가 손등으로 확인한다 (예, 위험물건 소지여부 확인).
- 가급적 치료자를 바꾸지 않는다.

4) 환자와 함께 결정하기

정신과 치료과정에서의 모든 결정은 결코 작은 결정들이 아니다. 약물 선택 결정 하나만 두고 보더라도 환자의 질병/증상뿐 아니라, 정서/사고/수면과 각성상태 등의 정신상태, 근육기관/감각기관/소화기관 등의 신체상태, 일상생활/대인관계/학업과 직장, 더 나아가 인생에 있어 중요한 영향을 미칠 수 있다. 이러한 중요한 결정을 치료자 독단으로 하는 것은 옳지 않다. 당연히 이해당사자(환자, 치료자, 때론 가족)들이 같이 결정(shared decision making)해야 한다.

입원 상황(특히 초기)에서는 정신상태가 혼란스럽고 대화가 힘든 환자들이 많아서, 정신과 치료진들이 다소 일방적으로 결정하는 순간들이 많다. 환자가 치료자의 권위를 인정해서 치료자의 판단을 존중하고 순응하는 경우가 많으나, 그럼에도 (환자의 정신상태가 혼란스러운 상황에서) 환자와 함께 결정을 하려는 노력을 해야 한다. 모든 결정의 자리에 환자를 초대해야 한다. 이런 치료자의 노력과 협력과정을 통해 ① 치료적 관계는 깊어질 것이며, ② 환자는 존중받는 느낌을 받을 것이며, ③ 향후 치료와 일상생활에서 있어 능동적이고 책임감 있게 행동할 것이다.

약물 선택 같은 중요한 치료적인 결정뿐 아니라 병동생활의 사소한 결정과정(병실 배정, 검사시간 등)에 환자와 함께해야 한다.

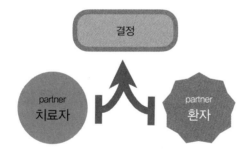

5) 선택권을 주기

치료는 치료자의 경험과 전문적인 지식에 의해 신중하게 계획되고 실행된다. 어떤 치료를, 어떤 방법으로, 언제 적용할 것인지 비교적 명확하다. 병동의 규칙 또한 오랜 경험 속 변화를 거치면서 정교하게 다듬어져 왔다. 병동의 질서와 안정을 위해 해야 할 일과 하지 말아야 할 일이 분명하다.

그러나 치료와 병동규칙을 적용하는 현장에서는 유연성이 있어야 한다. 예측하지 못한 상황들이나 오더/규칙의 세밀하지 못함뿐 아니라 환자의 '본능적 저항' 때문에 원칙대로 적용하기 쉽지 않다. 환자는 오더와 규칙을 어쩔 수 없이 수용하면서도 이를 치료진의 '일방적인 강요'로 여기곤 한다. 존중받지 못한다고 느낀다.

　환자의 저항을 줄일 수 있는 방법은 치료의 시행과 규칙의 적용에 있어 원칙은 지키되 융통성을 발휘하는 것이다. 즉, 흑백논리와 강박적 부담감, 치료진의 권위적이고 일방적인 태도를 내려놓고, 오더와 규칙을 적용함에 있어 세부적인 사항을 환자와 함께 결정한다. 일반적으로 치료자가 몇 개의 선택지를 주고 환자가 결정하도록 하거나 처음부터 환자에게 다른 의견을 물을 수 있다. 이를 통해 환자는 존중받는(respect) 느낌과 스스로에게 힘이 있음(empowerment)을 느끼게 된다.

　선택의 종류는 다음과 같다.

- 시간의 선택(지금 또는 나중)
- 순서의 선택(먼저 또는 나중)
- 방법의 선택(이것 또는 저것)
- 시행자의 선택(이 치료자 또는 저 치료자)
- 장소의 선택(여기 또는 저기)
- 강도나 정도의 선택(이 정도 또는 저 정도)
- 시행 여부의 선택(시행 또는 불시행) 등이 있다.

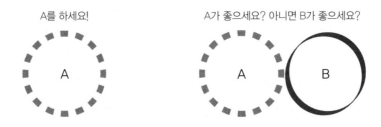

다음은 환자들에게 선택권을 주는 대표적인 예들이다.

√ **사례 1: 새벽에 잠을 자지 않고 간호사실 근처로 나와 서성인다.**

선택이 없는 경우: "지금 새벽 1시입니다. 얼른 들어가 주무세요."

선택이 있는 경우: "지금 새벽 1시입니다. 자다가 깨셨어요? 조금만 여기 계시다가 방에 들어가셔도 됩니다. 혹 수면제를 드릴까요?"

→ 선택이 없는 경우 '들어가 자라'는 치료자의 말이 다소 강압적으로 느껴진다. 선택을 주는 경우는 환자 자신이 존중받는 느낌을 받게 하고, 환자 스스로 치료의 주체라는 생각을 들게 한다.

√ **사례 2: 자신을 욕하는 환청으로 인해 이른 아침부터 혼잣말로 병동을 시끄럽게 한다. 환청에 반응하며 환자도 욕을 한다. 감정이 다소 격앙되어 있다.**

선택이 없는 경우: "조용히 하세요. 방에 들어가세요. 계속 그러면 주사를 줄 것입니다."

선택이 있는 경우: "또 욕하는 소리가 들리는군요. 많이 괴롭겠습니다. 괴롭고 화가 날 때는 큰 소리가 나는 법이지요. 그러나 아직 주무시고 있는 분들이 많습니다. 제가 조용한 장소로 안내하겠습니다. 잠시 거기에 계시면 어떨까요? 저랑 잠시 이야기를 나누셔도 좋습니다. 아니면 현재의 목소리 볼륨을 반으로 줄여 보면 어떨까요? 약과 주사도 줄 수 있습니다."

→ 다양한 선택을 제시받음으로써 환자는 존중받는 느낌을 받을 뿐더러 환청에 대한 대처법도 배우게 된다.

√ **사례 3: 강압치료를 결정하기 전에**

선택이 없는 경우: "A 씨가 스스로 흥분을 조절하지 못하고 있어 주사를 놓겠습니다."

선택이 있는 경우 1: "A 씨가 스스로 흥분을 조절하지 못하고 있어 다른 도움이 필요할 것 같습니다. A 씨는 우리가 어떤 도움을 주길 바라

십니까?"

선택이 있는 경우 2: "A 씨가 스스로 흥분을 조절하지 못하고 있어 다른 도
움이 필요할 것 같습니다. A 씨에게 주사로 도와드릴 수 있고, 경구
약으로 도와줄 수도 있습니다. 원하시면 조용한 격리실에서 진정하
는 시간을 갖도록 도와드릴 수 있습니다. 어떻게 하고 싶으신가요?"

→ 선택이 없는 경우는 치료가 일방적으로 진행되는 느낌을 받는
다. 선택이 있는 경우는 치료진들이 환자를 존중하고 함께하려
는 느낌을 받는다. 개방적으로 물어볼 수도 있고, 몇 가지를 제
시할 수도 있다(흥분된 환자에게는 개방형 질문보다 선택형 질문
이 낫다).

∨ 사례 4: 입원환자가 과거 부작용 경험으로 특정 약물(X)만을 고집하는 경우

선택이 없는 경우: "X약은 효과가 부족합니다. 부작용이 있더라도 Y약을
먹어야 합니다."

선택이 있는 경우: "효과와 부작용 모두 중요하지요. X약이 부작용은 적
겠지만 효과가 떨어져서 입원기간이 상당히 길어질 수 있습니다.
Y약은 부작용 염려가 있지만 효과가 빨라 입원기간이 단축될 것
입니다. 물론 부작용은 조절될 수 있지요."

→ 각 선택의 장단점을 강조함으로써 좀 더 신중한 선택을 유도한다.

6) 환자의 요청에 긍정적인 태도로 임하기
(Yes & Can culture)

치료진 입장에서는 당연한 '치료/규칙'이지만, 환자 입장에서 보면 모순적인
'금기사항'일 수 있다. 부당함과 불편함을 느낀 환자들은 끊임없이 치료진에게
치료/규칙에 대한 변경을 요청하기 마련이다.

환자의 요청을 일일이 들어 주기란 쉽지 않다. 환자의 요청을 그대로 들어 줘서 안 되는 경우도 많다. 정신과 치료자들은 환자들의 요청에 대해 '좋아요. 우리 함께 최선을 다해 볼게요.'와 같은 'Yes & Can' 태도보다 'No, Can not'의 태도로 대할 때가 많다. 이러한 거절은 환자의 증상과 치료적 관계를 악화시키고 흥분의 자극요인이 될 수 있다.

　치료자들은 병동 환경과 치료원칙을 위반하지 않으면서도 환자의 요청에 긍정적으로 대할 수 있는 방법을 찾으려 해야 한다. 역지사지의 마음으로 대안을 찾아야 한다. 지금 당장은 수고스럽지만, 'Yes & Can' 태도가 환자의 회복과 병동의 안정에 도움이 됨을 기억해야 한다. 치료진 전체가 노력한다면, 대부분의 요구가 어느 정도 가능(Yes)할 수 있다.

　다음은 환자의 요청에 긍정적인 태도로 임하는 구체적인 예들이다.

✔ 사례 1: 환청과 망상을 주호소로 하는 정신증 환자가 오늘 밤에도 흥분사고를 일으킬 가능성이 있어 보인다. 잠을 자지 않고 나즈막하게 혼잣말을 하고 돌아다닌다. 주치의는 PRN base로 주사 오더를 내놨다. 간호사가 주사를 권하자 환자는 주사를 맞지 않겠다고 한다.

　No & Can not 치료자: "안 됩니다. ○○ 님의 안정을 위해 반드시 주사를 맞아야 합니다. 주치의가 주사를 오더 냈고, 거부하시면 저희는 강제적으로 놓을 수밖에 없습니다."

　Yes & Can 치료자: "주사는 늘 부담스럽지요. 그러나 우리는 ○○ 님이 병동에서 조용하게 지내고, 이젠 잠을 자면 좋겠습니다. 이제 우리 어떻게 할까요? 주사가 싫으면 잠시 격리실에 들어가서 스스로 안정을 취할 수도 있겠고, 경구약을 먼저 먹는 것도 한 방법입니다. 원하면 잠시 저희와 이야기를 할 수도 있습니다."

　→ 중요한 것은 환자에게 주사를 놓는 것이 아니다. 환자를 안정화시키는 것이 중요하다. 환자의 요구를 들어주면서도 치료적

인 목적을 이룰 수 있다. 치료현장에서 숲을 보지 못하고 나무만 볼 때가 많다. 기계적으로 오더를 수행할 것이 아니라, 환자를 안정화시키는 다양한 방법에 대해 고민하고 수고해야 한다.

∨ **사례 2: 자정이 넘은 새벽, 큰 소리로 울면서 간호사실을 찾아와 "엄마가 죽었다는 소리가 들린다." "엄마가 살아 있는지 확인해야 한다."며 당장 전화요청을 한다.**

No & Can not **치료자:** "지금이 새벽입니다. 지금 전화는 안 돼요. 얼른 들어가서 주무세요."

Yes & Can **치료자:** "그런 상황이라면 많이 걱정되겠어요. 저도 도와주고 싶어요. 일단 저와 함께 어떤 소리를 들었는지 이야기해 보죠. (손님이 환청 내용을 잠시 이야기한 후) 아직 그 소리의 출처가 확실치 않고, 어제도 소리가 들려 확인했을 때 별일이 없었지요. 어머님이 지금은 주무시고 계실 시간이기도 하니, 몇 시간이 지나면 아침이니 그때 전화를 해 보면 어떨까요?"

→ 경청과 공감이 중요하다. 환자의 요청을 즉시 들어주지 못할 때도 있다. 지금 안 되는 이유를 차분히 설명해야 하고 환자가 동의할 수 있는 다른 대안을 모색해야 한다.

치료자의 거절(No)이 화를 촉발시킬 수 있으나, 환자가 화를 내는 것은 아니다. 존중받지 못할 때, 충분히 자기 표현을 하지 못했을 때, 이해와 공감을 받지 못했을 때, 치료자가 최선을 다하지 못한다고 느낄 때 화는 폭발한다.

그렇다면 치료자는 'No'를 어떻게 전달해야 할까? ① 먼저 'Yes'가 되기 위해 노력하자. ② 거절당하는 환자의 마음을 헤아리며 안타까움을 표현하자. ③ 다른 대안을 제시해 보자. ④ 충분한 설명을 하자. ⑤ 지금 당장은 어렵지만 함께 해결해 가자고 말하자.

이상 환자의 요청에 'No'라고 반응하기 전 치료자들이 체크할 사항은 다음과 같다.

1. 환자의 요청을 자세히 들었는가? (Listen?)
2. 환자의 요청에 너무 쉽게 'No'한 것은 아닌가? 충분히 생각을 하였는가?
   (Easy No?)
3. 환자의 요청에 'Yes'하기 위해 최선을 다했는가? 창조적인 대안을 모색했는가?
   (Best & Creative)
4. 'No'의 이유를 충분히 설명했는가? 'No' 응답에 대한 환자의 마음을 헤아렸는가?
   (Why No & How feel?)

치료자들은 끊임없이 자신의 마음을 돌아볼 필요가 있다. 환자의 요청에 너무나 쉽게 'No' 하는 자신을 발견한다면, 혹 마음속에 게으름, 역전이, 정신과 환자에 대한 존중감 결여, 관리중심의 태도 등이 있지는 않나 살펴볼 필요가 있다. 물론 환자의 요청에 무조건 'Yes' 하려는 태도 또한 조심해야 한다. 이런 경우 흔히 두려움, 환자에게 인정받기, 역전이, 병동 환경에 대한 이해 부족, 팀 접근에 대한 무지 등의 마음이 있을 수 있다.

7) 개인 공간 존중

개인 공간(personal space or personal bubble)이란 개인을 둘러싼 자신의 영역으로 생각하는 (수평적 및 수직적) 공간이다. 대부분의 사람들은 개인 공간을 소중히 여기며, 개인 공간이 침해당했을 때 불편함, 분노, 불안감을 느낀다. 개인 공간은 물리적인 공간 측면뿐 아니라 환자가 소유한 물건(예, 애착물건, 사진 등)에도 해당될 수 있다. 치료자는 치료행위 순간순간 환자의 개인 공간을 존중해야 한다. 환자 개인 공간(병실)을 출입할 때 양해를 구해야 하고, 환자 물건을 만질 때도 동의를 구해야 한다.

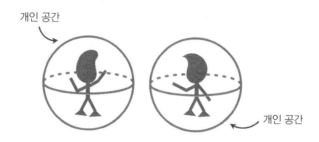

8) 적극적 병동생활 유도(ward activity)

정신과 병동은 환자들의 상태 및 욕구를 반영한 다양한 치료프로그램과 집단활동을 통해, 치료공동체 형성, 병과 증상에 대한 이해와 치료, 환자들의 정서적 환기, 그리고 스트레스 해소 등을 도와야 한다. 또한 병동장이나 수간호사에 의해 주도되는 병동 전체모임(community meeting)을 통해, 환자들은 자신의 불만을 토로하며 작은 병동규칙에 대한 변화를 요청한다. (건강한 병동이라면) 이후 환자들은 자신들의 요구가 반영되는 과정을 보게 될 것이다. 병동 내작은 규칙들은 언제든지 새롭게 만들어지고 변화될 수 있다. 병동은 늘 건축중이다.

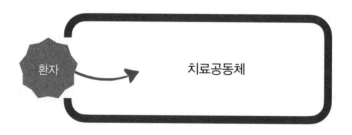

9) 병동 분위기 파악 및 안정화

치료진은 병동 분위기(ward atmosphere)를 잘 파악하고 있어야 한다. 병동 관리의 측면뿐 아니라 환자의 치료 측면에서도, 치료진은 병동 분위기에 민감하게 반응해야 한다. 병동 분위기 파악과 개입에 대해 무관심한 순간, 병동 내 크고 작은 사건들이 연쇄적으로 발생될 수 있다.

환자들의 입퇴원에 따른 병동 분위기 변화, 병동 내 크고 작은 사건이 병동 분위기와 취약한 환자에 미치는 영향, 환자들끼리의 그룹 짓기(subgrouping)나 환자들 간 갈등, 환자들 간 은밀한 왕따와 괴롭힘 등에 대해 파악하고 있어야 한다. 치료진은 이러한 문제점들을 함께 논의하고 조치를 강구해야 한다. 필요하다면 관련 환자와의 개인 면담 또는 집단 전체 모임을 통해 해결해야 한다. 이러한 과정을 통해 병동 분위기가 안정을 유지할 수 있게 된다.

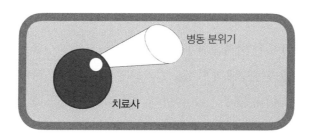

치료진은 3교대로 바뀌고 환자는 계속 상주하고 있다. 어떤 치료진은 수일 만에 환자를 만나기도 한다. 교대근무 인계 시 환자와 병동에 관한 정보를 잘 인계해야 한다. 근무 중에 시행했던 치료적인 조치, 보고 들었던 환자의 정보(free information)와 병동 내 의미 있는 사건들에 대해 가급적 자세히 나눠야 한다. 인계를 제대로 하지 않을 경우 환자에 대한 정보는 부족하고, 환자의 언행에 대한 이해가 어려워지고, 결국 섬세한 대화를 통한 개입보다 무뚝뚝한 강압 치료가 시행되게 된다. 어떤 치료자들은 자극이 될까 봐서 또는 두려워서 피한다. 인계 후 치료자는 흥분가능성이 높은 환자를 찾아가 관계를 형성하고 환자의 흥분상태를 평가해야 한다. (흥분환자에 대한 긴장도와 불안도가 높은 경우 빠른 강압치료를 시행하는 경향이 있다. 병동치료진 간에 일관적인 태도를 보여야 한다.)

10) 집중관리 및 인계

집중관리의 세부적인 내용은 다음 장에서 다룰 것이다. 여기서는 집중관리를 '적 이미지(enemy image) 이론'에 적용하여, 치료자 집단이 빠질 수 있는 함정에 대해 다룬다.

흥분가능성이 있는 환자를 병동치료자 전체가 집중관리한다. 인계할 때마다 그 환자에 대해 많은 이야기를 한다. 흥분사고 방지에 대한 계획을 이야기한다. 근무를 하면서도 그 환자를 집중하게 된다. 그럼에도 불구하고 많은 경우 집중환자는 흥분사건을 일으킨다. 이러한 현상에 대해 다음과 같은 분석이 가능하다.

흥분가능성이 있는 환자를 병동치료자 전체가 '요주의 인물'로 낙인찍는 경우가 있다. 그 환자는 병동의 안정을 지키려는 치료자들의 '문제아' '골칫거리', 심하게 말하면 '적(enemy)'이 될 수 있다. 치료자는 인계할 때 그 환자의 부정적인 면(거친 말과 행동, 치료진에 대한 무시 등)을 주로 인계할 것이다(치료진 내에서 '적 이미지'가 강화된다). 환자를 만나지 않는 치료자는 인계를 들으면서 환자에 대한 선입견이 생길 것이다(치료진들의 '아군'이 늘어난다). 환자에 대한 선입견은 쉽게 사라지지 않는다. 혹 환자에 대한 다른(좋은) 이미지나 생각을 가지고 있는 치료자들은 조용히 있어야 한다(치료진 그룹은 그 환자에 대해서 '전체주의'가 되어 간다). 환자의 좋은 의도의 말과 행동도 점점 부정적으로 또는 위협적으로 해석된다. 그 환자의 모든 면이 흥분과 공격성으로 해석된다. 병동의 부정적인 사건은 모두 그 환자 탓인 것 같다('문제의 근원'이 되어 간다). 그 환자에 대한 치료진의 눈빛과 태도가 결코 부드러울 수 없다. 이러한 치료진의 태도는 환자(적)를 자극하게 된다. 흥분한 환자(적)를 치료자들은 과잉대응하게 된다.

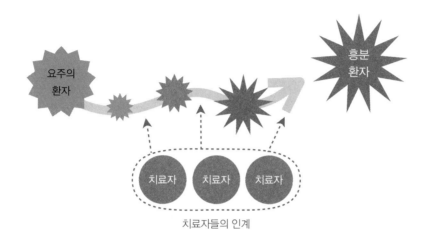

치료자들의 인계

치료진들은 다음 사항을 유념해야 한다.

• 치료진 그룹이 자칫 환자를 문제환자로 만들 수 있다.
• 치료진의 잘못된 인식과 태도로 환자가 흥분할 수 있다.
• 치료진 그룹 내 다양한 소리가 있어야 하고 그 소리를 존중해야 한다.
• 문제가 많은 환자라고 하더라도 그 환자에게 마음을 여는 치료자 1명이 필요하다. 치료진 그룹 전체가 똑같은 태도를 취하면 안 된다. (추후 그 1명의 치료자를 통해 흥분사건이 진정될 수 있을 것이다.)
• 인계가 다른 치료자 및 치료진 전체 그룹에 미치는 영향력을 알아야 한다.
• 문제점 위주의 인계에서 다양한 관점을 전달하는 인계가 되어야 한다.

11) 물리적 치료환경

환자의 입장에서 정신병동으로의 입원은 갑작스런 생활공간의 변화를 의미

한다. 익숙하고 편한 공간에서 낯설고 불편한 공간으로의 변화다. 낯설고 프라이버시가 확보되지 않는 집단생활공간, 감시와 관리에 초점을 맞춘 환경, 위협감이 느껴지는 치료환경은 환자를 자극하거나 환자의 정서상태를 악화시킬 수 있다. 반대로 온화하고 편안한 물리적 치료환경은 환자의 정서 안정에 도움이 된다.

병동의 물리적 환경(physical environment) 측면에서 다음의 사항을 신경 써야 한다.

- 격리실 구조와 위치, 병실 배치 및 병실 구조, 침대 간격, 병실 프라이버시 보호, 병실문과 출입문의 재질과 잠금장치, 조명과 색감(복도, 병실, 집중치료실), 소음, 창문 크기, 쇠창살 유무, 배경 등에 대해 고민을 해야 한다.
- 또한 컴포트 룸(comfort room, 조용하고 안락한 공간으로 스스로 진정시킬 수 있는 방), 그림, 꽃, 화분, 작은 정원, 노래방, 운동시설, 운동장, 음악감상, TV 시청, 인터넷 등에 대해 신경 써야 한다.

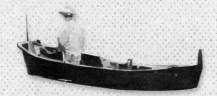

PREVENTION AND MANAGEMENT OF VIOLENCE AND AGGRESSION

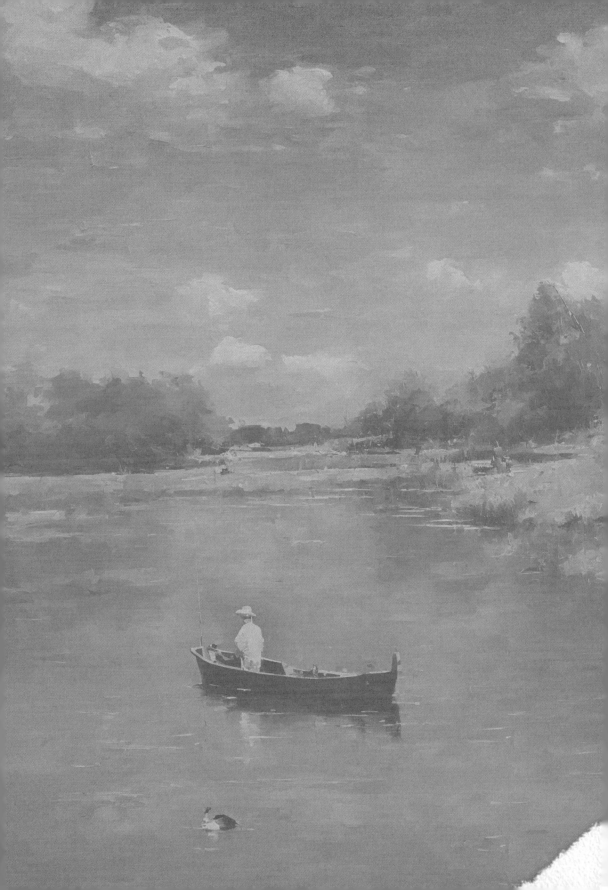

조기개입 및 집중치료

흥분이 최고조에 다다를수록 대화로 진정시키기 어렵다. 숙련된 치료자라 하더라도 많은 시간을 요하거나, 어쩌면 실패로 끝날 수도 있다. 흥분은 가급적 초기에 진정시키는 것이 중요하다.

초기 신호(early sign)가 보일 때 빨리 개입하여 진정시킬 수 있다면, 환자/치료자/병동 모두에게 좋을 것이다. 이러한 조기개입을 위해서 치료진은 환자를 섬세하게 관찰하고 있어야 한다. 특히 자극요인에 대해 파악하여 흥분사건으로 이어지는 것을 막아야 한다. 또한 '개별적 위기관리계획(individual crisis management plan)'을 세워 환자 스스로 자신의 감정과 행동을 관찰 및 조절하도록 도울 수 있다. 흥분가능성이 높은 환자를 '집중치료'함으로써 흥분사건 발생을 줄일 수 있다.

1. 조기개입

1) 내부 위험요인과 외부 자극요인

발생 관련 요인은 크게 환자 내부 위험요인(risk factor)와 환자 외부 자극요인(trigger factor) 요인으로 나눌 수 있다. 흥분사건 발생 관련 요인은 환자마다 다를 수 있다. 즉, 어떤 환자에게는 발생 관련 요인이 아니지만, 다른 환자에게는 발생 관련 요인이 되기도 한다.

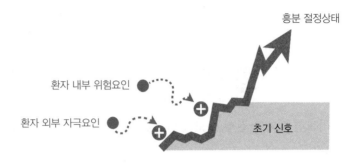

가. 환자 내부 위험요인(patient risk factor)

(1) 심리적 특징(심리발달과정 특징, 트라우마 경험, 기질 등)

(2) 정신과적 증상(망상, 환청, 불안, 강박, 불면, 감정조절 어려움 등, 특히 피해망
상, 조정망상, 비난환청, 명령환청의 경우 흥분 및 폭력 위험이 높다.)

(3) 신체적 증상(통증, 섬망, 알코올금단, 약 부작용, 시각과 청각의 이상 등)

(4) 인지능력의 문제(기억력 저하, 집중력 저하 등)

나. 환자 외부 자극요인(environment trigger factor)

(1) 환경 요인

- 주변 환자들의 태도/행동(공격하는 환자, 귀찮게 하는 환자, 응시하고 있
는 환자 등)

- 물리적 환경(소음, 낯선 환경, 밀집된 집단생활, 병동 전동, 새로운 룸메이
트 등)

- 병동 분위기(지나친 통제와 감시, 소란스러운 분위기 등)

- 기타(병원 밖 소식, 가족과 통화 등)

(2) 치료와 치료진 요인

- 경청하지 않는 태도

- 이해되지 않는 용어
- 존중받지 못한 대화
- 요구의 좌절
- 강압적 분위기
- 강제입원
- 충분히 설명되지 않는 치료행위
- 예측할 수 없는 치료계획
- 일관적이지 못한 치료진들의 언행
- 잦은 치료진 교체
- 훈련받지 못하거나 경험이 적은 치료자
- 부족한 치료진 상황 등

2) 흥분의 초기 신호

환자의 긴장과 흥분은 신체증상과 행동증상으로 표현된다. 초기 신호는 환자의 흥분이 임박했거나 이제 막 흥분을 시작했다는 의미다. 치료자는 흥분의 초기 신호를 발견한 직후, 다양한 방법으로 환자가 흥분을 스스로 진정시킬 수 있도록 도와야 한다. 치료자가 분주하면 이를 놓치는 경우가 있다. 초기 신호를 가볍게 여기는 치료자도 있다.

혼한 초기 신호는 다음과 같다.

- 안절부절못함
- 서성거림
- 짧고 거친 호흡
- 많은 땀
- 얼굴 경직

- 갑작스런 눈물
- 주먹을 쥐는 것
- 말이 많아짐 또는 침묵
- 투덜거림
- 혼자 중얼거림
- 모임에 참여하지 않고 혼자 있으려 함
- 사소한 것에도 따지는 듯한 태도
- 대화에 들어오지 않음
- 거친 행동
- 시선 응시
- 앙다문 입
- 불필요한 요청 등

3) 일반적인 대처법

홍분발생에 관련된 요인들에 잘 대처한다면 홍분사건의 발생 가능성은 줄어들 수 있다. 먼저 눈에 보이는 분명한 위험/자극요인을 제거하고, 환자의 홍분상태를 잘 평가한다. 환자의 정서를 공감하고 환기를 돕는다. 홍분대처법을 논의하고, 가급적 환자가 원하는 방법을 시행토록 돕는다. 이러한 과정을 통해 환자는 홍분조절법을 배울 수 있게 된다.

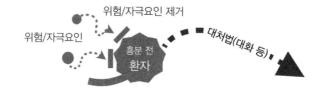

위험/자극요인 제거

위험/자극요인

홍분 전 환자

대처법(대화 등)

가. 흔한 대처방법

- 치료진과 같이 병동 복도 걷기
- 걷기 명상(조용히 걷는 것에 집중하기) 또는 움직임 명상
- 복식호흡법
- 편안하고 좋아하는 음악 듣기
- 간단한 아로마를 통한 이완
- 텔레비전 시청
- 운동
- 노래방 이용
- 치료자와 대화
- 좋은 문구 되내기
- 간단한 게임
- 스트레스볼 만지기
- 따뜻한 물 샤워
- 컴포트 룸(comfort room) 이용
- 가족과 친구에게 전화 걸기
- 격리실에서 소리 지르기
- 종이 찢기
- 조용한 곳에서 혼자 있기
- 나비포옹
- 자가 마사지(self-massage) 등

나. 대처방법 사용 시 주의사항

- 치료자가 같이 해 주면 좋다. 환자 혼자서 하라고 하면, 대부분의 경우 시도조차 하지 않거나 하다가 금방 중단하고 만다. 마음이 불편할 때는 인내심이 부족하고 몸을 움직이기 쉽지 않다. 주변에서 도와줘야 한다.

- 복식호흡법과 명상은 숙련된 환자일 경우 사용해야 한다. 호흡법과 명상을 처음 배우는 사람에게 권하는 것은 좋지 않다.
- 머리(생각)보다 몸을 사용하게 하라. 몸이 이완되면서 감정이 가라앉을 수 있다.
- 충분한 시간을 하도록 한다. 잠깐 해 보고 진정이 안 된다고 말하는 환자가 많다. 몸과 마음이 진정되기까지는 많은 시간이 필요하다.

4) 컴포트 룸(comfort room)

- 자극이 되는 상황에서 벗어나 다양한 감각자극을 도움받아 환자 스스로 진정할 수 있도록 돕는 일련의 방법과 공간이다(감각적 접근).
- 시각적 · 청각적 · 촉각적 · 후각적 자극을 통해 안정화를 돕는다. 포근한 인형, 안락한 소파, 온화한 조명, 조용한 음악, 향초, 따뜻한 차 한 잔 등이 감각적 접근(sensory approach)의 예가 될 수 있다.
- 병동에서는 환자들의 조언을 들어가면서 계속해서 컴포트 룸을 변화시켜 갈 수 있다.
- 환자들이 자발적으로 컴포트 룸을 이용하거나, 치료진이 제안하여 이용할 수 있다. 병동에 컴포트 룸 안내문을 붙여 놓으면 좋다.
- 타임아웃(time-out)과 비슷한 점이 있으나, 컴포트 룸은 ① 단순히 자리를 옮기는 것에서 멈추지 않고 적극적인 흥분조절을 돕는다는 점과 ② 다양한 감각자극을 사용할 수 있는 특별한 공간이 있다는 점이 다르다.

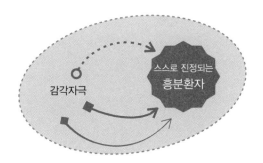

2. 개별 위기관리계획

　흥분삽화를 자주 보였거나 흥분가능성이 높은 환자의 경우에는 집중치료가 필요하다. 이를 위해 개별 위기관리계획(individual crisis management plan)을 시행해 볼 수 있다. 위기관리계획서에는 자극요인, 초기 신호, 대처법을 기록한다. 위기관리계획을 작성하고 지켜 가는 과정을 통해, 환자는 스스로 흥분을 조절하는 훈련을 하게 된다. 위기관리계획서 작성 시 치료자가 일방적으로 작성하고 환자가 서명하는 식으로 될 때가 많으나, 환자와 충분한 대화와 논의를 거친 후 작성해야 한다. 또한 환자의 정서상태나 인지상태가 안정적일 때 작성해야 하며, 만들어진 위기관리계획서는 환자와 병동치료진이 공유하고 있어야 한다. 흥분사건이 발생 후 디브리핑(debriefing) 시간을 통해 위기관리계획서는 수정·보완될 수 있다. 흥분의 초기 신호가 발견될 때, 치료진은 위기관리계획서에 따라 환자가 스스로 흥분을 조절할 수 있도록 돕는다.

　위기관리계획서에 들어가는 주요한 내용은 다음과 같다.

- 자극요인
- 초기 신호
- 자극요인과 초기 신호에 대한 대처방법

• 작성 날짜와 서명(환자, 치료자)

3. 집중치료

  흥분가능성이 매우 높은 환자에게는 집중치료가 필요할 수 있다. 여기에서
언급하는 집중치료(close observation & intensive care)는 흥분환자를 격리실에
서 집중관찰 및 집중치료하는 것과 달리, 환자가 일상적인 병동생활을 유지하
는 가운데 집중적인 관찰 및 개입을 진행하는 것을 의미한다.

  환자의 상태에 따라 치료자의 개입 빈도 조절 또는 치료자와 환자의 상시 거
리를 조절하는 방식으로 집중관리의 강도를 조절할 수 있다. 이를 위해 환자
의 거주공간 제한이 필요할 수 있다. 증상이 심하고 흥분가능성이 높은 환자일
수록 치료자의 개입 빈도는 높고, 치료자와 환자의 상시 거리는 가까울 수밖에
없다. 집중개입은 환자의 상태뿐 아니라, 병동의 현실적인 상황(집중실 유무,
보조인력의 유무 등)에 따라 결정된다.

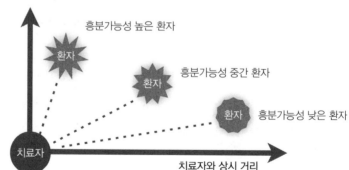

1) 집중치료의 종류

가. 치료자의 개입 빈도에 따른 구분

(1) 잦은 빈도 집중치료 환자
일정 시간에 한 번씩 환자의 상태 평가 및 개입을 한다.

(2) 지속적인 일대일 집중치료 환자
지속적으로 환자 옆에 있으면서 환자의 상태 평가 및 개입(병원 현실에 따라 불가능한 경우가 많다. 단, 병원 상황에 따라 융통성 있게 인력을 배정할 수 있을 것이다.)

나. 치료진과 환자와의 상시 거리에 따른 구분

(1) 집중치료실 이용 환자
흥분가능성이 높은 환자는 간호사실에 가까이 위치한 집중치료실에서 머물게 한다. 일상생활 활동범위도 간호사실 근처로 제한하고 필요시 치료자가 동행한다. 집중치료실 이용 환자의 경우 경험 많은 시니어 간호사가 돌보는 것을 권한다. 시니어 간호사는 집중치료실 이용 환자들이 일반실 이용이 가능할지에 대해 지속적으로 평가해야 한다. ('집중치료실'은 ICU처럼 정신적으로 매우 혼란스럽거나 신체적인 어려움이 많아 적극적인 돌봄이 필요한 환자들을 위한 병실이다. 간호사실 가까이에 위치해 있고, 병실 내 화장실이 있어야 한다.)

(2) 집중개념병실 이용 환자
흥분가능성이 중간 정도의 환자는 간호사실과 가까운 일반병실에 머물게 하면서 집중치료를 한다. 일상생활 활동범위도 간호사실 주변 등으로 제한한다.

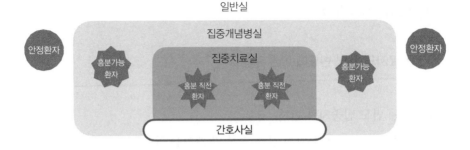

2) 집중치료의 내용 및 유의사항

가. 집중치료 시 치료진은 다음과 같은 구체적인 개입을 해야 한다

(1) 집중치료의 이유와 목적을 환자에게 설명하기

자·타해의 가능성, 사건사고의 가능성, 일상생활 유지의 어려움, 체면 유지의 어려움 등의 이유로 집중치료가 필요함을 설명한다. 환자가 정신적으로 혼란스러워 집중치료에 대해 이해하기 힘든 상태라 하더라도 치료자는 집중치료의 필요성을 설명해야 한다.

(2) 병동상황이나 일련의 치료과정을 환자에게 설명하기

흥분위험도가 높은 환자는 병동의 상황이나 치료과정에 대해서 민감하게 반응하거나 오해하는 경우가 많다. 치료자는 병동상황이나 치료과정에 대해 구체적으로 설명을 해야 한다.

(3) 약물치료

약물복용을 잘 지켜보고 필요에 따라 도와줘야 한다. 약물을 숨기지 않고 잘 복용하는지 확인해야 한다. 약물의 효과나 부작용을 면밀하게 평가해야 한다.

(4) 정서적 지지

　홍분가능성이 높은 환자는 정서적 불안정을 보이는 경우가 많아, 시기적절한 지지가 필요하다.

(5) 자극요인으로부터 보호(제거)

　환자 내/외부 자극요인(예, 소음, 환청)에 대해서 적극적으로 대처를 해야 한다.

(6) 병동 프로그램 및 대화 참여 유도 및 일상생활 유지

　홍분가능성이 높은 환자는 치료프로그램 참석이 힘들 때가 많고, 다른 환자와 어울리기 힘들고 병동생활 자체가 어려울 수 있다. 다른 환자들로부터 소외되기 쉽다. 병동생활에 잘 적응할 수 있도록 도와야 한다. 치료공동체에 들어가는 것 자체가 홍분예방과 치료에 도움이 된다.

(7) 사고예방 및 조기개입

　홍분가능성이 높은 환자는 정신증상, 약물 부작용, 다른 환자와 갈등 등으로 안전사고가 자주 발생한다. 신속하고 적극적인 개입이 필요하다.

　나. 집중치료 시 다음 사항을 유의해야 한다

(1) 집중치료가 오히려 환자를 자극할 수 있다. (개인 공간 침범, 잦은 간섭 등이 자극요인이 될 수 있다.)

(2) 집중치료 자체가 오히려 병동집단으로부터 환자를 분리시켜 소외감과 낙인감을 부추길 수 있다.

(3) 환자의 인권과 프라이버시가 침해되지 않도록 힘써야 한다.

(4) 입원 직후부터 집중치료의 대상자가 되는 경우가 종종 있다. 치료진은 병원생활에 대한 정보제공, 치료과정 소개, 정서적 지지 등을 통해 환자의 빠른 안정과 병동생활 적응을 도와야 한다.

3) 정기적인 주사

주사의 약물학적인 측면은 언급하지 않고, 주사치료행위 중심으로 이야기를 해 보겠다.

흥분가능성이 매우 높은 환자의 경우 정기적인 주사를 통해 조절하는 경우가 흔히 있다. 정기적인 주사(routine injection)의 목표는 ① 흥분의 위험요인이 되는 증상(환청, 망상, 조증 등)을 주사를 통해 보다 강력하게 조절하고, ② 지속적인 진정을 통해 주변의 자극요인에 대한 민감도를 낮추고, ③ 흥분을 하더라도 흥분 정도를 약화시켜 이후 진정을 용이하게 하려는 것이다.

주사를 통한 집중치료에 있어 몇 가지 유의할 점이 있다.

가. 주사가 강압치료임을 기억해야 한다

일회성 주사는 대부분 억제/강박/격리와 함께 진행되는 강압치료다. 정기적인 주사는 신체적인 강압치료와 별도로 진행되기는 하나, 흥분의 위험이 높은 환자들에게 ① 대부분 환자의 동의를 얻지 않고 진행한다는 점에서 ② 고강도의 약물투여를 통해 정상적인 일상생활이 힘들게 만든다는 점에서 분명 강압치료다.

나. 분명한 근거(이유)가 있어야 한다

환자상태뿐 아니라 병동상황 또는 병동 분위기 등을 고려해서 결정하되, 정기적인 주사를 해야 하는 분명한 근거(이유)를 가지고 있어야 한다.

너무나 잦은 흥분삽화, 환자의 특징(대화의 어려움, 환자 체구, 과격함 등)으로 인한 진정과정의 어려움, 병동상황과 치료진의 불안정성, 경구제 사용이나 PRN 주사만으로 조절되지 않는 혼란스러운 증상, 타해의 가능성과 심각한 치료환경 훼손 등의 근거(이유)가 있어야 한다.

다. 치료진들의 개인적 동기를 살펴야 한다

정기적인 주사를 결정함에 있어, 주치의와 병동치료진들에게 다양한 개인적 동기들이 있을 수 있다. 흥분사건에 대한 부담감, 흥분환자를 진정시키는 과정에 대한 힘겨움과 두려움, 흥분환자에 대한 불편한 감정 등으로 정기적인 주사가 시행될 수 있다.

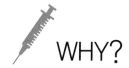

WHY?

라. 주사의 지속 여부를 평가해야 한다. 주사의 용량과 횟수의 적절성을 계속 평가해야 한다

정기적인 주사를 사용 시 주치의와 병동 간호사는 주사의 필요성, 주사의 시간, 용량, 횟수를 평가해야 한다.

병동 간호사(치료자)들은 주사의 효과, 부작용, 필요성 등에 대해 환자 주치의에게 객관적으로 보고해야 한다.

마. 부작용에 대해 유의해야 한다

정기적인 주사를 할 경우, 상당히 많은 용량의 약물이 빠른 시간 내에 환자에게 투여되는 것이다. 약물에 따른 부작용을 자세히 살펴봐야 한다. 부작용은 오히려 흥분의 자극요인이 될 수 있다. 진정상태의 환자는 자기 평가 및 자기 표현이 되지 않아, 치료진의 면밀한 관찰과 섬세한 돌봄이 중요하다.

정기적인 주사와 관련된 부작용 등의 문제점으로는 과진정, 추체외로계 증상, 운동실조, 낙상, 대소변 실수 등이 있다.

바. 환자의 기본적인 일상생활 관리 및 보호에 신경 써야 한다

정기적인 주사를 맞는 환자는 많은 시간을 진정된 상태로 보내기 때문에, 일상적인 생활을 잘할 수 없을 뿐 아니라 안전사고의 위험이 높다. 정기적인 주사를 시행한다는 것은, 치료진이 환자의 위생관리, 섭식 및 대소변 관리, 여타 보살핌을 해 줘야 한다는 것을 의미한다(이는 치료진이 흔히 간과하는, 정기적인 주사가 치료진에게 주는 추가적인 부담이다).

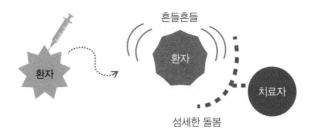

사. 정기적인 주사가 병동이 취할 수 있는 최고의 치료방법이 아님을
    기억해야 한다

정기적인 주사는 잦은 흥분으로 강압치료가 반복되는 힘든 상황에서 시도해 볼 수 있는 방법이다. 치료자와 병동의 상황에 따라 쉽게 결정되어서는 안된다. 입원 당일 극도로 흥분된 건장한 체구의 남자환자의 경우 입원한 당일부터 정기적인 주사를 시행하는 경우가 있을 수 있다. 수많은 경험에서 나온 직감(또는 지혜)으로 존중할 수 있겠으나, 어떠한 경우라도 여타의 노력을 시도해본 후 정기적인 주사를 시행해야 한다.

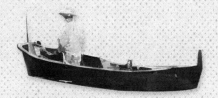

PREVENTION AND MANAGEMENT OF VIOLENCE AND AGGRESSION

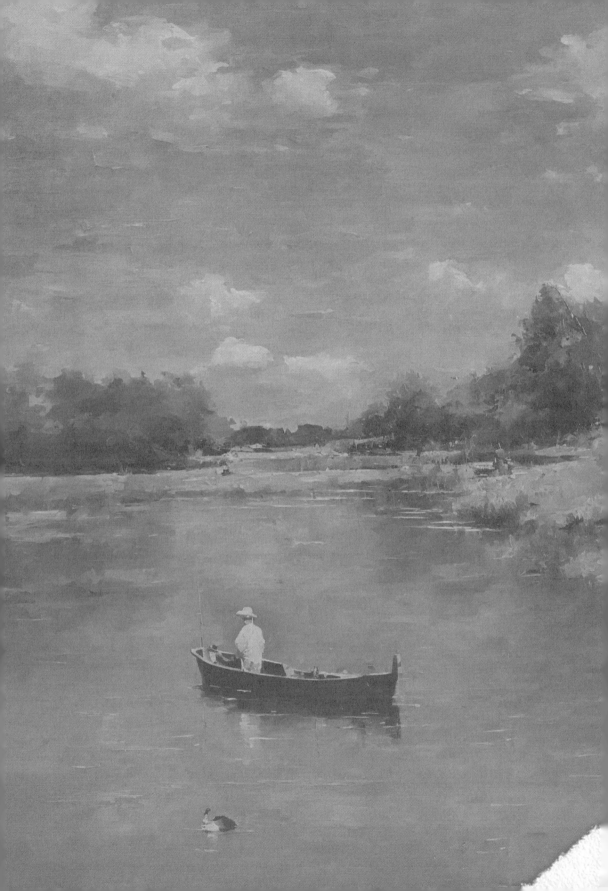

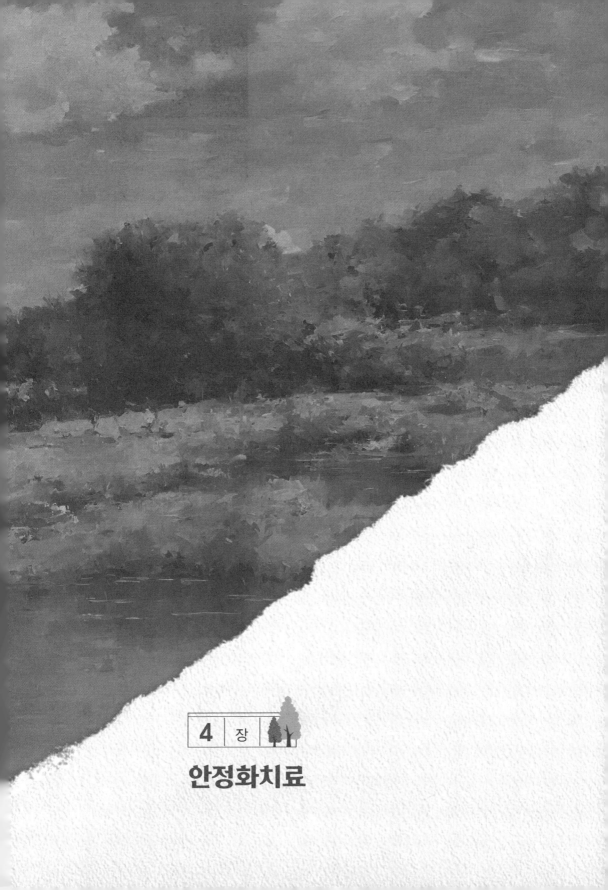

4 장

안정화치료

안정화치료는 치료자가 흥분환자와의 상호작용을 통해 점진적으로 진정하도록 돕는 일련의 과정이다. 일반적으로 안정화치료는 흥분 정도에 대한 평가, 언어적 및 비언어적 의사소통, 환자의 요구와 갈등을 해결하는 면담기술 그리고 강압치료로 구성된다. 물론 이러한 과정을 시행할 숙련된 치료자가 있어야 안정화치료가 완성된다.

1. 안정화치료를 위한 준비

긴장도가 높은 흥분현장을 대화가 가능한 현장으로 만드는 것은 결코 쉽지 않다. 치료자가 대화를 시도하나 흥분환자는 좀처럼 대화의 자리에 앉지 않는다. 몇 가지 준비과정이 필요하다. 물론 이 과정도 의미 있는 안정화의 과정이기도 하다.

1) 흥분환자의 분리

신속히 흥분환자와 주변(자극적인 환경 또는 다른 환자)을 분리해야 한다. 병동 분위기, 다른 환자 그리고 흥분환자 모두를 보호하기 위함이다.

흥분사건으로 인해 병동 분위기가 영향(예, 연쇄적인 흥분사건)을 받을 수 있으며, 다른 환자가 심리적인 영향(예, 트라우마 재경험)이나 신체적인 손상(예, 흥분환자에 의한 폭력피해)을 받을 수 있다. 또한 흥분환자를 타인의 시선으로부터 보호할 필요가 있다.

흥분환자를 조용한 곳(면담실, 격리실 등)으로 안내한다. 이때 치료자와 흥분

환자가 단둘이 면담실에 있게 될 수 있다. 신중한 판단과 대비책이 있어야 한
다. 또는 다른 환자들을 흥분사건 현장으로부터 분리하여 이동시킨다. 특히
외래에서 강제입원환자가 병동으로 들어올 경우, 병동 환자들을 미리 다른 곳
으로 이동시킨다.

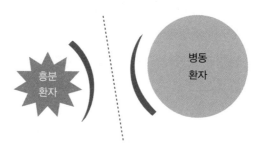

2) 위험/자극요인 제거

파악된 위험/자극요인을 제거함으로 흥분환자의 안정을 돕는다. 때론 위
험/자극요인의 제거만으로 흥분환자는 진정하기도 한다(예, 욕설하고 있는 다른
환자로부터 분리, 갈등 중인 부모님과의 분리, 흉기 가능성이 있는 물건 치우기 등).

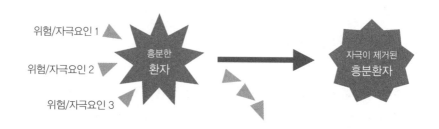

3) '안정적 대화 공간' 창조

흥분환자의 흥분행동으로 인해 흥분환자와 치료자 모두 '불안정' 속에 머물
게 된다. 흥분환자와 치료자 모두 안정적으로 대화할 수 있는 공간 창조를 위

해 노력해야 한다.

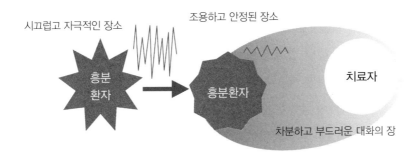

   가만히 있지 못하고 서성이는 환자에게는 잠시 멈춰 서기를 부탁한다. 때론 의자에 앉도록 요청한다. 흥분사건 발생장소가 소란스럽고 부산한 곳이라면 조용하고 평온한 장소로 이동한다. 환자가 흥분되어 목소리가 클 때 치료자는 목소리를 낮추도록 부탁한다.

   따뜻한 물 한 잔 같은 따뜻한 행동도 안정적 공간 창조의 한 방법이다. 무엇보다 치료자의 편안한(온화한) 태도가 중요한다. 치료자 자체가 안정적 공간이 되어야 한다.

✔ 사례 1: 서성거리는 흥분환자에게

   치료자 1: 우리가 대화에 집중할 수 있으면 좋겠습니다. 잠깐 자리에 앉을 수 있을까요?

   치료자 2: 이곳은 조금 소란스럽군요. 조용한 면담실에서 이야기할까요?

✔ 사례 2: 목소리가 큰 흥분환자에게

   치료자 1: 화난 이유를 알고 싶습니다. 마음을 가라앉히고 말씀해 주시면 좋겠습니다.

   치료자 2: 큰 목소리가 우리를 긴장하게 하는 것 같네요. 조금 낮은 목소리로 이야기할까요?

4) 다수의 치료자(manpower, show of force)

응급반응팀(병동치료자들)이 현장에 등장하는 것만으로 흥분환자가 진정될 수 있다. 환자는 힘의 열세를 느끼면서 다소 위축된다. 행동화(acting-out)에 대한 결과를 예측하게 하는 시각적인 효과이기도 하다. 대화를 거부하던 환자도 치료자와 대화에 들어올 수 있다. 흥분환자를 면담하는 치료자에게도 안정감을 줄 수 있다. 긴장의 공간이 안정을 찾게 된다. (때론 응급반응팀의 등장을 공격적인 위협으로 느낄 수 있으므로, 현장에 도착하는 치료자들은 정중한 태도를 보일 필요가 있다.)

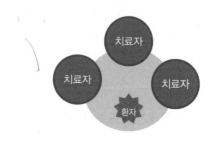

2. 안정화치료를 시행하는 치료자에게 요구되는 태도

안정화치료에서 가장 중요한 것은 치료자다. 치료자의 생각/태도가 중요하다. 흥분사건의 70% 정도가 치료자와의 관계 속에서 촉발된다고 한다. 흥분사건을 대하는 치료자의 생각/태도에 따라 흥분사건은 전혀 다른 결말로 끝날 수 있다. 치료자의 자극요인을 최소화하는 것만으로도 효과적인 진정이 될 수 있다.

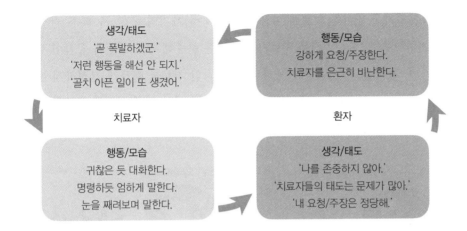

1) 긍정적인 치료적 관계 형성을 위해 끊임없이 노력하라

치료적 관계가 안정적으로 유지되어야 안정화치료가 진행될 수 있다. 진정 과정이 난항을 겪고 있을 때, 치료적 관계가 좋았던 치료자의 따뜻한 권면과 제안은 새로운 돌파구가 될 수 있다. 그러나 흥분된 환자와 치료적 관계를 유지한다는 것은 쉽지 않다. 그동안의 치료적 관계가 순식간에 위태로워지는 것이 흥분상황이다(갈등이슈에 따라/환자의 정신상태에 따라/치료자의 말과 행동에 따라). 특히 흥분환자를 처음 만나는 상황(첫 외래진료/첫 입원)에서는 치료적 관계조차 형성되지 않았기에 진정과정은 더욱 어렵다. 그럼에도 치료자는 흥분환자와 만나는 동안 치료적 관계를 형성하고 유지하기 위해서 노력해야 한다. 환대, 전문적이면서도 친절한 설명, 적극적으로 경청하려는 노력, 진실된 공감, 차분한 치료자의 태도 등이 치료적 관계 형성에 도움이 된다.

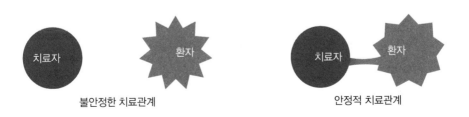

홍분환자를 만나는 치료자 마음속에 오직 한 가지의 목표, 즉 '**빠른 진정**'만 이 가득할 수 있다. 이 경우 치료자의 마음은 분주해지고, 경청과 공감이 힘들 어지며, 환자를 기다려 주지 못하고, 강압적인 치료를 **빠르게** 결정하게 된다 (진압군 모드). 치료자는 홍분환자가 스스로 진정하는 경험을 통해 홍분을 조절 할 수 있는 내적인 힘을 키울 수 있도록 도와야 한다(지원군 모드).

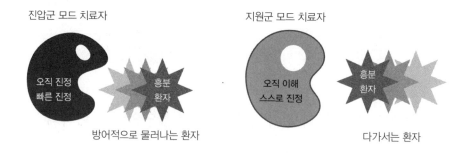

강압적인 방법을 통해 홍분이 조절되었던 환자의 경우, 이후 홍분사건에서 도 외부의 힘, 즉 강압적인 방법으로만 자신의 홍분이 진정되는 악순환이 반복 될 수 있다. 반면 치료자의 도움으로 홍분을 조절한 환자는 이후 홍분상황에서 도 스스로 자신의 홍분을 진정시킬 수 있을 것이다.

2) 성급하지 말라. 견뎌라

손쉬운 요구처럼 보이더라도 또는 관계 형성이 잘 되었던 환자라 할지라도 홍분/갈등상황에서 문제를 성급하게 다루면 안 된다. 의도와 목표(빨리 진정시 켜야 해/반드시 입원시켜야 해)가 마음 가득한 채로 면담하면 조급하게 된다. 임 팩트 있는 몇 마디 말로 홍분사건을 해결하기는 쉽지 않다(물론 치료적 관계가 견고하거나 환자가 치료자의 권위를 절대적으로 인정하는 경우에는 가능할 수 있다). 진정과정은 다이나믹한 과정이다. 몇 차례의 위기를 버티고 나서야 비로소 진 정된다. 대화를 포기하지 않고 긴장을 견뎌야 한다. 환자의 속도에 맞춰야 한

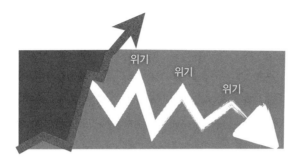

다. 급하게 끌고 가려고 해서는 안 된다.

∨ 사례: 관계 형성이 잘 되었던 흥분된 환자가 다른 치료자로 인해 자극을 받아
　　흥분되어 있다.

　　치료자: ○○ 씨가 흥분한 이유를 대강 알겠어요. 충분히 알았으니 자
　　　　이제 진정하게요. 그분(다른 치료자)도 다 ○○ 씨를 위해서 그런
　　　　거예요. 그동안 우리 잘 지냈잖아요. 그죠?
　　　　→ 치료자는 환자를 경청하고 공감하는 과정을 충분히 거치지 않
　　　　　고, 가벼운 공감과 기존의 관계의 힘으로 환자를 진정시키려
　　　　　하고 있다. 동료 치료자를 보호하며 환자에게 이해를 강요하
　　　　　고 있다. 은근히 진정을 압박하고 있다. 존중받지 못하고 공감
　　　　　받지 못한다는 마음에 흥분이 악화될 수 있다.

　때로는 치료자가 상황을 빨리 끝내기 위해(또는 선택의 여지가 없어서) 책임질
수 없는 약속을 하거나 책임전가를 할 때가 있다. 그 순간은 넘길 수 있으나, 상
황은 점차 복잡해지고 다른 치료자(또는 가족)들이 어려움을 당할 수 있다.

∨ 사례: 어머니와 면회 후 입원 연장이 결정되었다. 이후 퇴원을 요청하며
　　자해 행동을 하려고 한다.

　　환자: 당장 엄마를 다시 불러 주세요. 안 그러면 자해할 거예요.

치료자: 자자…… 알겠어요. 진정하세요. 어머니와 전화해서 다시 이야
기해 보세요.

→ 보호자는 이미 최선을 다해 환자를 설득했을 것이다. 이제 치
료자들이 견디면서 환자를 설득해야 한다. 그러나 치료자는
환자와의 진정과정이 힘들어서 보호자에게 떠넘기고 있다.

3) 흥분환자를 존중하라

흥분된 환자를 진정시켜야 한다는 부담감과 긴박감 속에서 일방적으로 진
정을 강요하곤 한다. 자칫 권위적으로 대하곤 한다. 흥분환자는 존중받지 못
하거나 강요받는 상황에 민감하게 반응한다. 치료자의 태도로 인해 환자가 더
욱 자극을 받게 된다. 환자를 존중해야 한다.

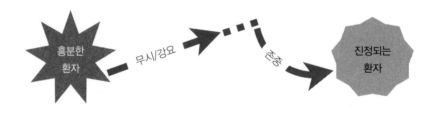

가. 흥분환자를 협박하지 말아야 한다

∨ 사례

치료자: (근엄하고 위협적인 목소리로) 조용히 하십시오. 제가 거듭 경고
했잖습니까? 한 번 더 그러시면 격리실입니다.

→ 이러한 치료자의 권위적인 협박에 환자는 자신의 공격성을 거
두고 조용해지곤 한다. 그러나 환자는 자신의 어려움을 표현
하지도 이해받지도 못하게 되는 것이다. 결국 둘 중 하나, 즉

자신만의 정신병적 세계로 깊이 들어가거나 숨은 분노로 반응
하게 된다.

나. 치료자는 흥분환자를 하대하지 않아야 한다
치료자의 하대에 흥분환자는 굴욕감을 느끼고 흥분하게 된다.

∨ 사례

　　치료자: (손가락으로 가리키면서) 거기…… 지금 뭐하는 거야. 만지지 말아.
　　　　→ 치료자의 하대는 무시, 모멸감, 굴욕감, 공격으로 이해되며 자
　　　　　　칫 분노를 키울 수 있다.

다. 흥분환자의 행동에는 합당한 이유가 있음을 인정해야 한다
　흥분환자의 거친 언행만 보이고 환자의 아픈 마음은 보이지 않을 때가 많
다. 거친 환자의 언행이 잘못되었다는 생각에만 사로잡히기 쉽다. 환자의 행
동에는 반드시 이유가 있기 마련이다. 치료자의 눈에는 그 이유가 타당하게 느
껴지지 않을 수 있다. 자신의 진심을 몰라 주는 듯한 냉소적인 태도 그리고 자
신을 틀렸다고 비난하는 듯한 치료자의 태도에 환자는 흥분하기 쉽다.

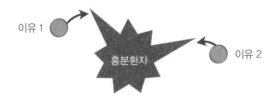

∨ 사례: 환자가 큰 소리를 내며 병동을 시끄럽게 하고 있다.

　　치료자 1: 병동에서 그렇게 큰 소리를 내면 안 됩니다. 조용하세요.
　　치료자 2: 큰 소리로 다른 분들이 많이 놀라셨어요. 저는 ○○ 씨가 그렇게
　　　　　　소리를 지르신 이유가 있다고 생각합니다. 무슨 일이 있으셨나요?

→ '치료자 1'은 흥분환자의 언행만을 보며 중재하기에 바쁘다.
환자를 자극하기 쉽다. 그에 비해 '치료자 2'는 환자의 큰 소리
에는 이유가 있음을 믿고 있다. 환자의 행동을 이해하고 싶어
한다. 이해와 공감은 안정화의 기초다.

라. 치료자 자신의 실수를 인정하라

치료자도 실수를 한다. 그러나 치료자는 흥분환자에게 실수를 인정하기 쉽
지 않다. 실수를 인정한다는 것은 자칫 약점이 되고 신뢰와 권위의 상실로 연
결될 수 있다. 이런 이유로 치료자는 자신의 실수를 인정하지 않고 얼버무릴
때가 있다. 그러나 상황은 더욱 복잡하게 꼬이고 치료관계가 악화된다.

한 가지 잊지 말아야 할 것이 있다. 진정과정에서 우리가 의지하고 있는 것
은 환자의 '건강한 마음의 힘'이다. 치료자는 다만 환자가 '흥분방향'에서 '진정
방향'으로 마음의 방향을 옮길 수 있도록 돕는 것이다. 치료자의 어떤 능력으
로도 환자의 마음을 확 돌릴 수는 없다. 치료자는 두려움을 내려놓고 자신의
실수를 인정해야 한다. 그리고 환자 안에 있는 선한 마음에 기대며 기다려야
한다.

치료자는 흔히 환자에게 말한다. "당신을 돕고 싶은 우리의 선한 마음을 믿
어 주세요." 이제 치료자가 환자를 믿어야 한다. "저(치료자)를 향한 ○○ 님(흥
분환자)의 선한 마음을 믿습니다."

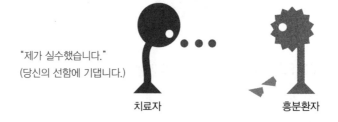

"제가 실수했습니다."
(당신의 선함에 기댑니다.)

치료자　　　　　흥분환자

마. 환자의 개인 공간을 존중하라

흥분상태의 환자는 개인 공간(personal space or personal bubble)에 보다 민감하게 반응한다. 평상시보다 개인 공간이 넓어진다. 따라서 치료자는 흥분환자와의 거리 유지에 신경을 써야 한다. 환자 물건에 손대는 것도 개인 공간 침해이므로 주의해야 한다.

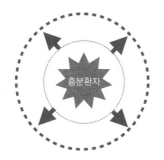
a) 흥분환자의 개인 공간 확대

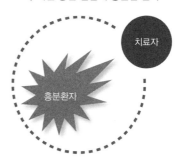
b) 개인 공간 침범에 흥분한 환자

흥분환자가 "제 방에서 당장 나가세요." "가까이 오지 마세요. 저리 가세요."라고 할 때, 치료자는 환자의 개인 공간을 침범한 것을 인정하고 곧바로 반응해야 한다. 흥분환자가 "건드리지 마요." "아무 말 하지 마요." "내 물건 만지지 마요."라고 말할 때도 동일하게 반응해야 한다.

4) 치료자의 자기충족적 예언(치료자의 예상은 적중한다)

치료자가 생각(예상)한 대로 환자가 행동한다는 사실을 기억해야 한다. 즉, 치료자가 환자를 '대화가 가능하고 도움을 받아 스스로 진정이 가능한 흥분환자'로 생각(예상)한다면 그 흥분환자는 대화를 통해 진정될 수 있을 것이고, 치료자가 '대화불능, 통제불능, 폭발직전, 강압적인 치료가 반드시 필요한 환자'로 여긴다면 그 환자는 대화를 하지 않고 이내 공격적인 행동을 보일 것이다.

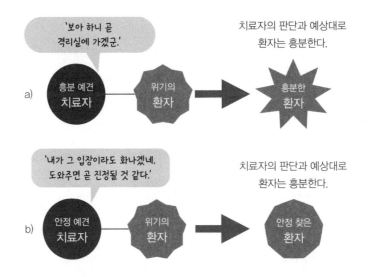

5) 치료자 자신을 진정시키라(de-escalate yourself)

진정과정에서 가장 중요한 치료적 도구는 환자를 만나는 치료자다. 진정과정을 이끄는 치료자에게 필요한 것은 의사소통 기술과 갈등해결 기술뿐 아니라 용기와 평정심이다. 흥분된 환자를 만나는 치료자는 두려움을 느끼기 쉽다. 진정 도중 흥분할 수 있다. 치료자 자신의 두려움이나 흥분을 적절히 처리하지 못하게 되면, 자칫 환자의 움직임과 심리상태에 대해 잘못 판단할 수 있고, 대화를 통해 진정시키는 과정을 견디지 못하고, 감정적이고 즉흥적으로 강압적인 방법을 선택할 수 있게 된다.

흥분환자를 진정시키는 과정에서 치료자는 자신의 감정과 생각을 살필 수 있어야 한다. 치료자 자신의 두려움과 흥분이 충분히 근거 있는 감정인지, 흥분환자를 오해하고 있지는 않는지, 많은 일로 마음이 분주한 것은 아닌지, 흥분 진정이라는 목표에만 사로잡혀 있는 것은 아닌지 순간순간 돌아보면서 마음을 진정해야 한다. 때론 치료자 마음에 브레이크를 걸어야 하고, 환자의 입장이 되어 보려고 애써 보거나, 차분히 숨을 쉬면서 흥분을 가라앉히거나, 치료자의 불편한 마음을 조심스레 환자에게 이야기할 수 있다. 중요한 것은 도 망가지 않고 불편한 대화의 과정에 계속 머물러 있어야 한다는 것이다. 언젠가 진정이라는 꽃이 피는 것을 보게 될 것이다.

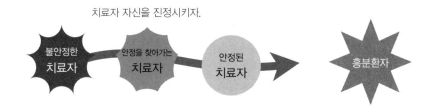

치료자 자신을 진정시키자.

불안정한 치료자 → 안정을 찾아가는 치료자 → 안정된 치료자 → 흥분환자

흥분환자를 진정시키는 과정에서 치료자 스스로 흥분을 조절할 수 없을 때 는, 진정시키는 과정에서 빠져나와 다른 사람이 대신 하도록 하는 것이 더 낫다.

안정화치료 과정에서 치료자는 마음속에 있는 감정과 바람을 흥분환자에게 솔직하게 이야기(self-disclosure)를 하는 것이 도움이 될 수 있다. 신뢰와 협력, 존중의 의미로 전달될 수 있다.

∨ 사례: 환자가 곧 행동화(acting-out)하려고 한다.

　　치료자: 지금 이 상황이 우리 모두에게 힘들고 어렵네요. 자칫 힘겨루기 가 되어 서로 다치게 될까 봐 염려스럽고 한편으로 무섭네요. 차 분히 대화를 하며 ○○ 씨의 요청에 대한 해결책을 찾아보면 좋겠 습니다. 우리 함께 노력하면 답을 찾을 수 있을 거예요.

　　　→ 치료자의 자기 표현(self-disclosure)은, 흥분현장에 있는 환자 를 인간적인 연민의 장으로 초대한다. 그러나 흥분환자를 진 심 어린 공감을 하지 않는 가운데 하거나, 치료적 관계가 견고 하지 않을 때 하거나, 극도의 흥분환자에게 사용할 때는 효과 가 떨어지거나 공격의 빌미가 될 수 있다.

환자에게 욕이나 비난 같은 정서적인 펀치를 맞을 때가 있다. 치료자의 마음이 흔들리지 않는다면 욕과 비난을 무시하고 주요 문제를 계속 이야기하는 것이 좋다. 그러나 일단 치료자의 마음이 흔들렸다면, 환자의 정서를 먼저 살핀 후 자신의 감정을 조심스럽게 표현해 볼 수도 있다(치료적 관계 정도나 환자의 흥분상태에 따라 섬세할 필요가 있다). 이럴 때는 치료자의 감정을 '나 메시지(I message)'로 표현한다.

∨ 사례: 환자가 욕을 한다.

환자: **놈들아, 니들이 무슨 권한으로 나를 강제입원시켜! (이후 욕은 계속된다.)

치료자: 강제입원 때문에 화나신 것 이해합니다. 말씀처럼 우리 각자는 존중받아야 합니다. 법이 허용한 범위 내에서 저는 신중하게 도움을 드리려고 합니다. (약간의 시간차를 두고) …… 그리고 저 또한 ○○ 님으로부터 존중받고 싶습니다. 이런 분위기에서는 서로가 어렵습니다. 우리 함께 노력하면 좋겠습니다.

두려움과 불편감 속에서도 치료자가 안정된 마음에 머물도록 돕는 생각은 다음과 같다.

- '지금 나는 흥분을 가라앉히는 치료적인 작업을 하고 있어.'
- '환자와 말싸움에서 이기려 집착하는 것은 진정과정에 방해가 될 수 있어.'
- '당장은 불쾌하고 권위를 잃은 것 같지만 오히려 좋은 결과가 나올 수 있어.'
- '이 과정은 원래 힘들어. 인내가 필요하지.'
- '환자도 나와 같은 사람이야. 비슷한 마음을 가지고 있어.'
- '환자와 공감된 부분을 찾아보자.'
- '팀원들이 함께하고 있어. 나를 도와줄 거야.'

두려움과 불편한 마음에 사로잡혔을 때 치료자가 시도해 볼 수 있는 구체적인 대화 전략으로는 다음과 같은 전략이 있다.

- 일부러 천천히 생각하고 천천히 말하기[마음의 주파수 헤르츠(Hertz)를 낮추라]
- 일부러 조용히 말하기
- 환자의 모든 말에 맞대응하지 않기
- 치료적 목표에 초점 맞추기
- 급한 치료자의 마음을 내려놓기

6) 도망가지 말라. 자신감을 가지라

흥분환자가 무리한 요청을 해 올 때가 많다. 흥분 악화가 염려되어 결정을 다른 치료자에게 넘기거나, 모호한 답변과 반복적인 공감표현으로 상황을 정리하려고 하거나, 환자 앞에서 무력하게 있을 때가 있다. 두려움 속 비강압치료는 형식적으로 되기 쉽고 강압치료가 매력적으로 다가온다.

자신감은 ① 교육(비강압치료와 강압치료에 대한 교육), ② 노출과 도전(흥분을 대화로 해결하려는 지속적 노력), ③ 대화를 통한 성공의 경험 속에서 나온다. 긴장과 두려움 속에서도 흥분환자와 맞닥뜨리는 용기가 필요하다. 다른 치료자에게 책임을 떠넘기지 말아야 한다. 떠넘기기는 습관이 되기 쉽다.

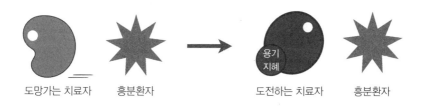

도망가는 치료자   흥분환자   →   도전하는 치료자   흥분환자

∨ 사례: 간호사가 결정하기 힘든 요청을 해 온다.

환자: 제가 먹는 약 중에 A약을 안 먹을 거예요. 당장 빼 주세요. 이 약 추가한 이후 졸려서 아무것도 못하겠단 말이에요.

치료자: (난처해하면서) 그건 의사 선생님과 상의하셔야 해요. 제가 할 수 있는 일이 아닙니다.

→ 맞는 말이다. 주치의가 결정할 문제다. 그러나 당장 환자를 만나고 있는 치료자가 할 수 있는 일도 많다. 부작용에 대한 자세한 평가, 약과 병에 대한 태도 평가와 접근, 정서적인 측면 접근, 환자 요구에 대한 타협 등. 이 순간 치료자는 불편하고 두렵고 귀찮은 순간으로 들어갈 것인가 아니면 도망갈 것인가를 결정한다. 다른 치료자에게 넘길 경우, 치료자는 자신의 기능(역할)을 스스로 제한하게 된다. 나중에 환자로부터 '아무런 권한도 없는 치료자' '아무런 노력도 하지 않는 치료자'라는 말을 듣기 쉬울 것이다. 환자는 그 치료자와 대화를 하고 싶지 않을 것이다. 또한 치료자는 성장하지 못할 것이다.

3. 흥분상태 평가

1) 지속적으로 평가하라

안정화치료 과정 내내 긴장을 늦추지 말고 공격행동의 위험도를 평가해야 한다. 오랜 경험이 주는 직감이 맞을 때가 많으나, 섣불리 판단하지 않도록 해야 한다. 위기를 넘겼다고 하더라도 언제 다시 악화될지 모른다. 충분히 안정이 될 때까지 방심은 금물이다.

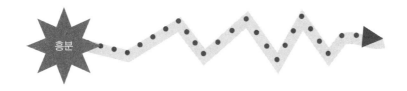

　과거 문제행동 경험, 대화 가능 정도, 치료적 관계의 정도, 치료적 면담에 대한 반응 정도, 대화를 통한 진정의 가능성, 증상(망상, 환청, 불안 등) 심각도, 신체증상과 언행을 통해 드러나는 흥분의 정도, 문제행동에 대한 흥분환자의 언급 등을 통해 흥분상태와 공격행동의 위험도와 임박성을 평가해야 한다.

　폭력이 임박했다는 신호는 다음과 같다.

- 목소리가 더욱 커진다.
- 치료자를 계속 응시한다.
- 욕설이 섞인다.
- 치료자를 모욕한다.
- 몸에 힘이 들어간다.
- 일방적으로 같은 말을 반복한다.

　치료자가 흥분환자에게 치료적인 요청이나 제안을 하는 인화점(flash-point) 상황에서는 흥분폭발의 가능성이 높아 주의해야 한다. 대표적인 인화점 상황으로는 환자의 요구를 거절해야 할 때(예, 퇴원요구), 환자가 하고 있는 행동을 멈추라고 말할 때(예, 악쓰기, 물건 던지기), 환자가 원치 않는 행동을 요청할 때(예, 복약) 등이다.

2) 흥분상태 평가도구

　흥분의 정도를 평가하는 여러 가지 척도가 있으나, BARS(Behavioural Activity

Rating Scale)가 비교적 단순하고 명확하여 임상에서 활용하기 좋다(미국 BETA 프로젝트에서 제안).

	BARS
1	깨우기 어려운 상태
2	잠을 자고 있으나 자극에는 반응하며 일어날 수 있음
3	진정된 상태/졸린 상태
4	평온하고 깨어 있는 상태(평상시 활동)
5	말과 행동이 다소 과한 상태/주변의 요청에 진정할 수 있음
6	심하게 또는 지속적으로 말과 행동이 과한 상태/억제까지 할 상태는 아님
7	폭력적임/억제가 필요함

4. 안정화치료와 언어적 의사소통

흥분환자에 대한 진심 어린 태도와 흥분에 대한 이해 그리고 갈등해결 전략만으로 환자를 만날 수 없다. 의사소통이 제대로 이루어지지 않는다면 치료는 전혀 다른 방향으로 진행될 수 있다. 치료자의 진심이 오해되거나 환자의 흥분을 자극시킬 수 있다. 반드시 의사소통에 대한 공부와 훈련이 필요하다.

흥분환자는 격한 감정, 예민한 지각, 사고과정의 어려움 등의 특징을 가지고 있다. 흥분현장은 소란하며, 집중이 힘들고, 안전이 위협받는 상황이다. 이러한 흥분환자와 흥분현장의 특징 때문에 섬세한 의사소통 기술이 요구된다.

의사소통 과정에서 치료자의 말(말의 내용, 언어적 의사소통)은 매우 중요하다. 치료자는 말을 하기 전에, 말의 주제 또는 방향 결정(예, 치료자는 진정을 강요하거나 설득하기보다 공감하기로 결정함), 효율적인 대화전략(예, 치료자는 공감멘트를 하거나 치료자의 추측을 말하기보다 환자의 말을 들어 보기로 결정함), 적합한 단어나 문장 선택(예, 치료자는 '왜' '이유' '흥분' '문제'라는 단어 대신에 '무슨' '일'

이라는 단어를 선택함) 등에 대해 신중을 기울일 것이다. 이러한 신중한 선택과
결정 과정은 흥분환자와 대화하는 동안 계속된다. 마치 화가가 그림을 그려 가
듯 치료자는 대화를 진행해 간다.

설명하고 설득하자.	간단한 공감멘트를 말하자.	왜? 이유?	
환자의 화난 마음을 공감하자.	먼저 환자의 이야기를 들어 보자.	'무슨' '일'	"무슨 일이 있었나요?"
진정을 강하게 요청하자.	추측되는 흥분 이유를 말하자.	흥분? 문제?	

1) 의사소통의 종류

치료자의 생각, 감정, 의지, 진실함은 치료자의 입에서 나오는 말, 얼굴 표
정, 움직임, 자세 등 다양한 형식으로 표현된다. 흔히 치료자의 입에서 나오는
말을 언어적 의사소통(verbal communication), 그 외의 소통방식을 비언어적 의
사소통(non-verbal communication)이라고 한다.

✔ 사례: 치료자가 흥분환자에게 공감을 전한다.
　　언어적 의사소통: "그 마음 이해합니다."
　　비언어적 의사소통: 차분하고 따뜻한 말투, 부드러운 시선과 안타까운 얼
　　　　굴 표정, 조심스러운 고개 끄덕임 등

'verbal'은 'non-verbal'의 옷을 입는다. 'non-verbal'은 'verbal'의 깊이를 더
한다. 'non-verbal' 자체로도 소통이 가능하나 'verbal'을 통해 소통은 명확해
진다. 두 가지 의사소통이 동일한 마음을 드러낼 때 그 소통에 힘이 생긴다. 이
처럼 두 가지 소통방법은 상호 보완적으로 작용하며 의사소통을 명확하고 풍
성하게 한다. (non-verbal 측면은 다음 장에서 자세히 다룬다.)

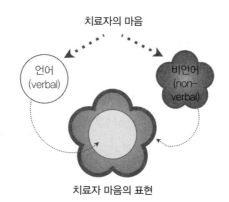

2) 소통의 장으로 초대하기

　　흥분환자는 (갈등상황에서의) 승리와 (위험상황에서의) 안전에만 근거한 단순한 사고, 격한 감정의 소용돌이 그리고 생각과 감정의 적절한 표현 불가능 상태에 머물러 있곤 한다. 대화의 장에 좀처럼 들어오지 못한다. 설령 대화의 장에 들어온다고 하더라도 치료자의 사소한 말과 행동을 오해하고, 자신의 말과 주장만을 되풀이하고, 쉽게 격한 감정에 빠지고 이내 치료자와의 대화를 중단해 버린다. 이러한 특징을 보이는 흥분환자와 대화를 하는 것은 쉽지 않다. 그럼에도 치료자는 흥분환자에게 '대화와 소통의 다리'를 놓아야 한다.

　　앞 장에서 언급한 대로 치료자는 흥분 관련 요인을 제거하고, 조용하고 안정적인 대화 공간을 창조해야 한다. 흥분환자가 안전함을 느끼도록 도와야 한다. 흥분환자에게 말을 건넬 때, 환자를 돕고자 하는 마음(진정성)을 보여 줘야 한다. 또한 전문적인 소양을 보여 줘야 한다. 차분한 태도와 책임지는 자세도 중요하다.

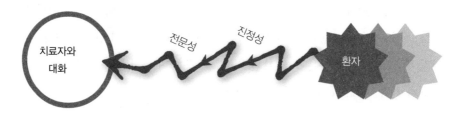

대화에 초대할 때 다음과 같은 마음을 전달해야 한다. '대화로 문제를 해결할 수 있다.' '치료자는 기꺼이 돕고 싶다.' '대화가 가장 효과적이고 때론 유일한 방법이다.' '대화의 주도권은 당신에게 있다.'

치료자는 급한 마음에 갈등과 요구사항을 서둘러 해결하려는 경향이 있다. 관계 형성을 위한 노력이나 대화분위기 조성 등이 선행되어야 한다.

다음과 같은 말로 대화를 시작할 수 있다.

∨ 사례 1: 환자가 서성거리며 큰 소리를 내고 있다.

> 치료자: 지금 우리는 조금 긴장되어 있습니다. 이 상황이 진정되면 좋겠습니다. 먼저 ○○ 님과 조용히 이야기를 나누고 싶습니다. 잠시 앉아 이야기를 할 수 있을까요?

∨ 사례 2: 환자가 공격적인 행동을 취하려고 한다.

> 치료자: (위협이 아닌 진심 어린 염려와 강한 의지를 담아) 여기 있는 어느 누구도 다치지 않고 안전하면 좋겠습니다. 저는 ○○ 님을 돕는 사람입니다. 저는 우리가 이 상황을 대화로 해결할 수 있다고 믿습니다. 잠시 저와 함께 이야기를 하실 수 있을까요?
>
> → 이 두 사례에서 치료자는 흥분환자를 대화에 초대하는 과정에서 다음의 메시지를 주기 위해 노력했다. '환자에게도 대화의 주도권이 있다.' '환자만의 문제가 아닌 우리의 문제다.' '폭력 외 대화라는 대안이 있다.' '치료자는 대화를 통해 문제해결을 도와줄 수 있다.'

3) 경청하기

의사소통 과정에서 환자에게 어떤 내용의 말을 어떻게 할 것인가는 매우 중요하다. 그러나 경청(active listening)하는 것도 말하는 것 못지않게 중요하다.

상대방의 마음을 알아야 시기적절한 말을 할 수 있기 때문이다. 많은 경우 치료자들은 자신들의 생각을 말하기에 바쁘다. 잘 듣지 않는다. 소통이 아닌 공허한 잔소리가 되어 버린다. 먼저 경청해야 한다.

가. 경청을 잘하기 위한 방법

(1) 경청은 단순히 환자의 말을 귀(耳)로 듣는 것만을 의미하지 않는다. 환자의 얼굴 표정, 몸짓, 말의 뉘앙스 등을 통해 전달되는 환자의 마음을 치료자의 눈[目]과 귀[耳]와 마음[心]으로 이해해야 한다. 환자의 언어적(verbal) 측면뿐 아니라 비언어적(non-verbal) 측면도 이해해야 한다는 의미다.

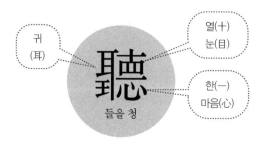

(2) 경청은 치료자가 환자의 말을 듣는 것만이 아니라, 환자의 말에 대해 적극적으로 질문하는 것을 포함한다. 치료자의 질문은 환자의 생각 정리를 돕는 효과 외에도 치료자가 환자의 이야기에 경청하고 있으며 환자의 요구를 중요하게 여기고 있음을 전달하게 된다.

(3) 치료자는 환자에 대한 '호기심(curiosity)'을 가지고 있어야 한다. 경청에 대한 막연한 의무감은 오래가지 못한다. 진심으로 경청하기 힘들다. 환

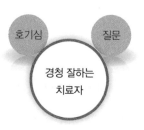

자가 흥분한 이유에 대해 그리고 현재 환자의 심리상태에 대해 호기심을 가지고 경청해야 한다.

(4) 숙련된 치료자는 흥분환자의 마음이 어떠한지에 관심이 많고, 초보 치료자는 흥분환자에게 무슨 말을 할 것인지에 대해 관심이 많다. 마음의 초점이 다르다. 숙련된 치료자는 환자의 상태와 상황에 마음이 가 있고, 초보 치료자는 자신의 마음에 초점이 있다. 치료자 자신의 마음이 아닌 환자의 마음에 초점을 두어야 한다.

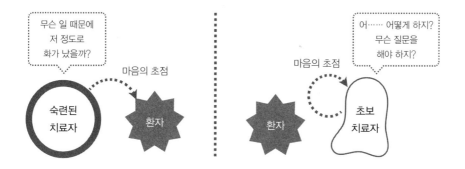

(5) 경청 시 치료자의 비언어적 습관도 중요하다. 비언어적인 측면을 통해서도 치료자가 경청하고 있음을 보여 줘야 한다. 가볍게 고개를 끄덕이거나 대화 중간중간 환자와 시선을 맞추는 것도 좋다. 상투적인 움직임 또는 지속적인 시선 고정은 오해를 불러일으키니 주의해야 한다.

나. 흥분환자 경청하기

(1) 경청은 안정화과정에서 필수적 요소다

i) 흥분은 응급상황이다. 환자의 요구와 정서상태를 빨리 파악해야 한다. 간접정보(환자에 대한 사전정보, 주변 환경 정보)와 치료자의 직감만으로는 흥분상황을 파악할 수 없다. 반드시 현장에서 환자를 만나 경청하는 과정을 통해 환자의 요구와 정서상태를 파악해야 한다.

종종 환자의 흥분에는 숨어 있는 이유가 있을 수 있다. 환자의 말에 경청하는 치료자라면 질문을 통해 숨어 있는 이유를 찾아낼 수 있다.

∨ 사례: 응급 입원 후 병동에서 면담

> **환자:** 저 지금 입원할 수 없어요. 나중에 할게요. 정말로 입원 못한다니까요.
>
> **치료자:** 최근 행동이나 증상의 정도로 봤을 때 입원이 꼭 필요한 것으로 보이는데요.
>
> **환자:** 아니요. 입원을 안 한다는 것이 아니라 나중에 한다니까요.
>
> **치료자:** 말씀을 듣다 보니 '지금' 입원을 못할 만한 이유가 있는 것 같네요.
>
> **환자:** 해마다 만나는 친구들과 2주일 후에 제주도 여행을 가기로 했단 말이에요. 그 약속에 못 간다고 하면 나를 이상하게 볼 거 아니에요. 그 여행은 저에게 제일 소중하단 말이에요.
>
> **치료자:** 중요한 약속이 예정되어 있군요. 우리 이 문제를 어떻게 해결하면 좋을지 먼저 이야기해 보죠.
>
> → 치료자는 경청과정을 통해 환자의 입원 거절 이유가, 치료와 입원 자체에 대한 저항이 아니라 환자가 소중히 여기는 대인관계 때문임을 알게 되었다.

ii) 경청은 '환자와의 대화', 즉 '치료현장'으로 들어가는 것이다. 치료 준비가 아니라 치료 자체다. 치료자의 경청하는 태도와 모습 자체가 또 다른 메시지이고 치료적 행위다. 치료자의 적극적인 경청으로 인해 환자는 자신에게 관심이 있음을 알아차릴 것이다. 자신이 존중받는 것을 느낄 것이다. 조금씩 신뢰가 쌓이고 '치료적 협력관계'가 형성될 것이다. 이처럼 경청을 통해 치료의 기초가 놓이게 된다.

(2) 흥분환자를 경청하는 것은 쉽지 않다

i) 경청을 어렵게 하는 환자 측 요인: 격한 감정과 정신증상 때문에 환자의
말을 이해하기 어렵다. 말이 너무 빠르거나 대화의 흐름이 자주 끊길 수
있다. 약물의 부작용으로 인해 발음은 부정확하다. 부산해서 집중이 잘
되지 않는다.

ii) 경청을 어렵게 하는 치료자 측 요인: 실수하지 않아야 한다는 부담감, 환
자의 요구에 '어떻게 대응해야 되지?' '무슨 말을 해야 되지?' 등 문제해결
집착, 흥분상태에 대한 정확한 판단의 어려움, 환자의 어떠한 요청에도
이미 정해진 대답, 흥분사건에서 빨리 벗어나고 싶은 마음, 흥분환자의
태도를 공격하는 것으로 착각, 임박한 공격에 대한 두려움, 치료자 안에
있는 분노 등

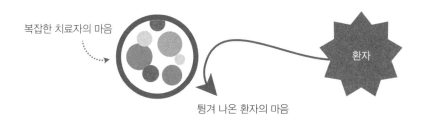

(3) 흥분환자 경청 시 유의해야 할 점들

i) 환자의 마음에 잇닿기까지 시간이 걸린다. 치료자 안에 있는 저항(두려
움, 선입견 등)을 이겨 내고 조금씩 환자에게 다가가야 한다.

ii) 치료자는 환자의 말을 몇 마디 듣고는 섣불리 판단하는 경향이 있다. 열
린 마음으로 환자의 마음에 귀를 기울일 필요가 있다.

∨ 사례: 병동규칙에 대해 따지고 있는 환자

　환자: 저 규칙은 말이 안 돼요. 못 지키겠어요.

　치료자 1: 그러니까 병동규칙을 고치라고요? 당신만 예외로 해 달라고

요? 오랫동안 수많은 시행착오를 거치면서 만든 규칙이에요. 당
신만을 위해 고칠 수도 없고 또한 당신만을 예외로 할 수 없어요.
이해해 주셔야 합니다.

치료자 2: 어떤 점에선 불합리하게도 느껴질 수 있을 것 같아요. 구체적
으로 좀 더 자세히 말씀해 주실래요?

→ 치료자 2는 환자의 마음과 생각을 단정하지 않고 타당한 이유
가 있을 수 있음을 믿고 있다. '막무가내 흥분환자'로 낙인찍지
않고 환자를 존중하고 있다. 그래서 환자의 말을 좀 더 경청하
고 싶어 한다.

특히 치료자 안에 선입견이 있을 때에는 경청이 힘들다. 치료자 안에는 다
음과 같은 선입견들이 있을 수 있다.

- '다른 의도가 있겠지.'
- '반복적인 불평투정이야.'
- '나약해 가지고 말이야. 저걸 못 참고 있네.'
- '또 치료팀을 조정하려고 하네.'
- '안 되는 줄 알면서도 요청하고 있네.'
- '대화 자체가 불가능한 사람이야.'
- '이미 강압치료가 결정된 상태인데 굳이 들을 필요가 없지.'

iii) 치료자들은 흥분환자의 말을 '경청하는 척'만 할 때가 있다. 예민하고 불
편한 내용일 때 특히 그렇다. 즉, 경청하는 외적인 모습은 있으나 치료자
의 마음은 환자에게 집중되어 있지 못할 때가 있다.

∨ 사례: 흥분환자가 치료자의 실수에 대해 한동안 이야기한다.

환자: 선생님, 어쩜 그러실 수 있어요? 아까 너무 하셨어요. 선생님들이

그러시면 안 되잖아요. 우린 환자지만 선생님들은 치료자잖아요?

치료자 1: (고개를 돌리면서 불편한 목소리로) 그래, 알겠어요. 더 할 말 있

어요? 잘 들었으니 이제 그만하고 들어가세요.

치료자 2: 아, 그렇군요. 제 실수가 ○○ 님의 마음을 많이 불편하게 했군

요. 부끄럽지만 ○○ 님의 말씀을 좀 더 듣고 싶네요.

　→ 치료자 1은 불편한 마음에도 애써 경청하려고 했으나, 환자는

　　'경청하는 척하는' 치료자로 여길 가능성이 높다. 그에 비해 치

　　료자 2는 경청하는 치료자로 여길 것이다.

경청하는 척하는 　　치료자의 형식적인 경청에
치료자 　　　　　　더욱 흥분한 환자

iv) 흥분환자에게 질문할 때 "왜 흥분하셨나요?" "왜 그러시나요?"와 같은 '왜

질문'보다 "무엇이 당신을 흥분하게 했나요?" "무엇 때문에 화가 나셨나

요?"와 같은 '무엇 질문'이 좀 더 낫다. '무엇 질문'이 환자의 책임감을 덜어

주며, 환자의 흥분에는 충분한 이유가 있다(타당함)는 메시지를 전달한다.

Ⅴ 사례: 환자가 갑자기 화를 내면서 간호사실로 온다.

치료자 1: 왜 그러세요?

치료자 2: 무엇 때문에 화 나셨나요? 무슨 일이 있었나요?

　→ 치료자 1의 '왜' 질문은 문제의 원인이나 책임이 환자에게도 있

　　는 듯하게 들릴 수 있다.

v) 일반적인 면담과 달리 흥분환자와의 면담에서는 환자의 말을 중단하는

것에 대단히 신중해야 한다. 자신을 무시한다고 생각하기 쉽다.

4) 공감/타당화

가. 공감/타당화의 정의와 이해

(1) 공감(empathy)은 환자의 생각/감정/행동에 대한 이해 그리고 그 이해에 대한 표현이다. 타당화(validation)는 어떤 상황에서 그렇게 생각할 수 있음과 행동할 수 있음에 대한 인정이다. "당신이 약의 부작용으로 힘들었군요. 그래서 화나셨군요."라는 말이 공감의 표현이라고 하면, "당신이 약의 부작용으로 불편했다면 짜증 날 수 있겠네요." "그럴 수도 있겠네요. 이해가 되네요."라는 말은 타당화의 표현이다.

(2) 공감은 치료자가 마치 환자가 되어 보는 것이다(empathy is walking a mile in someone else's shoes). 환자의 말이 사실이라고 믿을 때 공감은 좀 더 깊어진다.

(3) 공감의 표현을 생각공감 표현과 감정공감 표현으로 구분해 볼 수 있다. 환자가 했던 말을 (그대로) 반복해서 말해 주는 생각공감과 환자의 정서적 상태를 표현하는 감정공감이다.

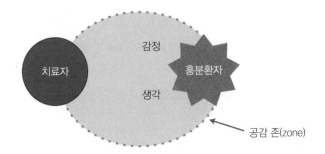

✓ 사례

환자: (큰 소리로) 약이 바뀐 후 어젯밤부터 다리가 불편해서 잠을 못 잤단 말이에요.

치료자(생각공감): 약이 바뀐 후 다리가 불편해서 잠을 못 잤군요.

치료자(감정공감): 아이쿠, 힘드셨겠네요.

(4) 공감은 치료자가 환자의 생각/감정/행동을 애써 이해(understand)하는 것이며, 그러한 이해를 환자에게 지지적으로 전달(표현)하는 것이다. 공감은 전적인 동의(agree)가 아니다. 환자의 분노 감정, 고집스런 주장, 엉뚱한 망상, 공격적인 행동에 대해 동의할 수 없다. 공감은 환자의 전체가 아닌 진실된 환자의 '일부에 대한 인정(fogging)'이다.

(5) 공감은 약을 건네듯이 치료적인 멘트를 전달하는 것이 아니다. "힘드시겠네요."라는 말과 함께 공감적인 얼굴 표정을 짓는 것이 공감이 아니다. 공감은 환자에 대한 깊은 이해요 환자의 고통에 대한 적극적인 동참이다. 환자를 바라보는 치료자의 관점 변화가 있어야 진정한 공감이 된다.

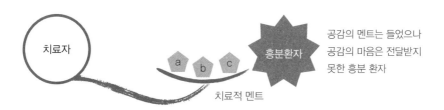

공감의 멘트는 들었으나 공감의 마음은 전달받지 못한 흥분 환자

(6) 환자에 대한 진심과 사랑이 있다고 해서 치료자의 모든 말이 공감이 아니다. 공감은 '따뜻한 잔소리'가 아니다. 환자의 마음상태에 대한 고려 없이 치료자가 하고 싶은 말만 하는 잔소리는, 진심과 사랑에서 출발한

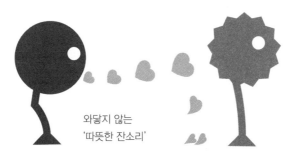

와닿지 않는 '따뜻한 잔소리'

다 하여도 환자에게는 치료적인 힘이 되지 못한다. 오히려 자신에 대한 존중 없는 강요 또는 치료자의 우월감으로 해석될 수 있다.

나. 진정과정에서 공감의 역할

공감은 흥분환자의 진정과정에서 가장 중요하다. 환자의 요청사항이 여전히 해결되지 않는 상황에서도 공감의 힘만으로 환자는 진정을 시작할 수 있다. 공감이 흥분환자의 진정에 미치는 긍정적 영향은 다음과 같다.

(1) 치료적 관계 공고화

환자의 거친 요구와 격한 감정표현에도 치료자가 공감적인 태도를 유지할 때, 환자는 치료자와의 관계를 떠나려 하지 않는다. 치료자를 갈등과 경쟁의 대상이 아닌 자신을 돕는 대상으로 여기게 된다.

(2) 흥분환자 정서의 진정

치료자가 공감할 때 환자는 이해받는 느낌을 받는다. 온전히 자신의 감정을 환기(ventilation)할 기회를 얻는다. 감정이 해소될 때 비로소 건강한 생각을 하게 된다. (반대로 환자의 감정이 공감을 받지 못할 경우, 극단적 생각 속에 머물게 되고 분노로 치달을 수 있다.)

(3) 환자 조절능력 강화

'넌 틀리다.' '넌 잘못했다.'는 말은 갈등을 증폭시킨다. 대신 '넌 맞아.' '넌 그럴 수 있어.'라는 말(공감과 타당화)은 갈등과 긴장을 누그러뜨린다. 공감과 타당화는 흥분환자의 건강한 자아를 강화시킨다. 흥분환자는 타협의 자리에서 떠나려는 유혹을, 그리고 극단으로 치달으려는 유혹을 이겨 낼 수 있게 된다.

공감과 타당화는 흥분환자의 내적 힘을 믿는 것이고 강화시키는 것이다. 치료자의 공감과 타당화의 도움을 받은 흥분환자는 자신의 내적 힘을 키워 가며

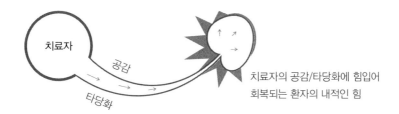

치료자의 공감/타당화에 힘입어
회복되는 환자의 내적인 힘

흥분을 진정시키게 된다.

다. 흥분환자 공감의 어려움과 오해들

다양한 증상(망상, 혼란스러움 등)으로 인해 경청과 공감은 방해를 받는다. 흥분환자의 태도(집요한 요구와 고집, 공격적인 태도 등)로 인해 치료자가 공감보다는 방어적인 태도를 취하기 쉽다. 이내 치료자도 환자를 향한 공격을 생각하게 된다.

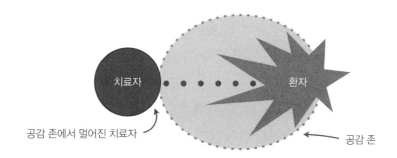

공감 존에서 멀어진 치료자

공감 존

흥분환자 공감에 대한 다음의 오해들이 있을 수 있다.

- 흥분환자에게는 공감할 내용이 없다. 생각과 행동이 잘못되었고 엉뚱하기 때문이다.
- 흥분환자를 공감하면 안 된다. 흥분환자의 잘못된 생각과 행동을 지지할 수 없다. 공감은 상대가 옳다는 것을 의미하기 때문이다.
- 흥분환자에겐 공감전략이 안 먹힌다.

• 흥분환자에겐 전심을 다해 공감하지 않아도 된다. 진정과정에서 공감이 주된 치료전략이 아니기 때문이다. 강압치료를 하기 전에 가볍게 공감하는 것으로 충분하다.

라. 흥분환자 공감하기

(1) 흥분상태의 환자에게도 공감하고 지지할 부분이 있다. 흥분환자의 감정 (억울함, 좌절감 등)과 흥분환자의 생각(자유와 권리에 대한 주장과 요구 등) 중 타당한 부분을 인정해 주면 된다.

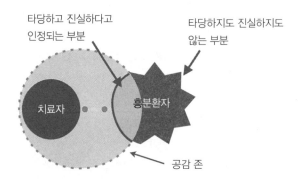

(2) 흥분환자의 증상이나 요구에 대해 공감(동의)할 수 있는 부분은 진심을 다해 동의하고, 동의가 되지 않는 부분에 대해서는 솔직하게 동의할 수 없음을 말한다. 진정과정 내내 공감만 할 수는 없다. 공감과 직면은 좋은 짝이 될 수 있다.

(3) 흥분환자 공감의 다양한 사례

∨ 사례 1: 혼란, 기억력 저하 및 망상을 보이는 환자가 자신의 물건을 훔쳐 갔다며 흥분하는 경우

　환자: 또 내 물건이 없어졌어요. 여기에 도둑이 있어요.

　치료자: 또 물건이 보이지 않군요.

환자: 빨리 경찰에 신고해 주세요. 병원 전체를 샅샅이 조사해 주세요.

치료자: 병원을 샅샅이 뒤지고서라도 찾고 싶은 마음은 이해가 됩니다. 다만, 좀 더 신중하면 좋겠습니다. 저와 함께 주변을 살펴보면 어떨까요? 지난번에도 침대 밑에서 물건을 찾았었지요.

　　→ 치료자는 환자의 마음에 대해 공감을 하고 있다. 그러나 치료자는 상식과 경험을 바탕으로 환자의 모든 생각에 동의할 수 없음에 대해 분명히 하고 있다.

✔ 사례 2: 환자가 부작용으로 투약을 거절하고 있다.

환자: 눈이 흐리단 말이에요. 발음도 이상하고요. 약의 부작용이 너무 심해요. 약 안 먹을 거예요.

치료자 1: 약을 먹으면 부작용이 있기 마련입니다. 곧 적응되실 거예요. 그리고 약은 드셔야 합니다.

치료자 2: (안타까워하며) 이런…… 많이 힘드시겠네요. 약의 부작용을 경험하고 있는 것 같습니다. 불편감을 주는 약을 먹고 싶은 사람은 없습니다. 우리 함께 이 상황에서 어떤 방법이 있을지 찾아봅시다.

　　→ 치료자 1은 공감 존에 머무르지 않으려 한다. 불편하기 때문이다. 해결하기 힘든 문제이기 때문이다. 치료자 2는 생각공감, 감정공감 그리고 타당화를 하고 있다. 기꺼이 환자의 문제 속으로 들어가고 있다.

✔ 사례 3: 부모님에게 전화로 퇴원요청했으나 반복적으로 거절당했다. 통화 도중 환자는 공중전화기를 집어던진다.

환자: (고래고래 악을 지르면서) 이런 젠장…… 또 일주일을 기다리라고? 나 이러다가 미치겠단 말이야. 나 퇴원시켜 줘!

치료자 1: (약간 권위적으로) 힘든지는 알겠어요. 그러나 아무리 화가 나
도 그렇지요…… 공중전화기를 부수면 다른 사람들이 전화를 걸
수 없잖아요. 그리고 그렇게 큰 소리로 말하면 다른 사람들이 놀
래잖아요? 어서 진정하고 조용히 하세요.

치료자 2: (걱정되고 안타까운 듯) 잔뜩 기대를 했는데 또 퇴원이 미뤄졌
군요. 그동안 잘 견뎌 왔는데 퇴원이 미뤄지다니…… 화날 만하네
요. 지금 주변에 사람들이 있으니, 우리 잠시 자리를 옮겨 이야기
를 할까요? (환자가 진정된 후 치료자는 환자의 흥분행동에 대해서
평가하고 치료적인 약속을 한다.)

→ 치료자 1의 공감표현은 환자의 마음에 대한 진심이 잘 보이지
않는다. 치료자가 하고 싶은 말이나 설득을 위한 예의상/절차
상 표현 같다. 공감을 살짝 던져 주고, 바로 직면을 하고 있다.
환자도 그것을 알 것이다. 치료자 2는 환자의 감정과 생각을
공감하고 있다. 환자가 화날 만한 이유가 있음(타당성)을 인정
해 주고 있다. 진심이 느껴진다. 치료자 1은 환자의 문제행동
에 초점이 맞춰져 있고, 치료자 2는 환자의 화난 마음에 초점
이 맞춰져 있다.

∨ 사례 4: 약 부작용을 경험한 후 불편감과 불안이 심해지고 있다. 부작용 치료제가
처방되었고 많은 치료자들이 부작용과 대처에 대해 설명하였다. 좀 전에
주치의가 설명을 했음에도 불구하고, 환자는 간호사실 앞에서 부작용 때
문에 미치겠다면서 큰 소리를 지르고 있다.

치료자 1: (안타까우나 답답하고 짜증 나는 듯) 저희가 자세히 설명드렸잖
아요. 약이 들어가고 있으니 조금만 참으세요. 저희도 더 이상 어
떻게 할 수가 없어요.

치료자 2: (안타까운 듯) 힘들어하는 모습에 저희도 안타깝습니다. ○○ 님

이 부작용으로 얼마나 고통스러운지 조금은 알 것 같습니다. 안타깝게도 당장 부작용을 없앨 순 없습니다. 지금은 약의 효과를 기다리며 견뎌야 할 순간입니다. 그럼에도 ○○ 님의 괴로움을 덜기 위해 도와주고 싶습니다. 어렵지만 우리 같이 방법을 찾아보면 좋겠습니다.

→ 어쩌면 환자도 지금은 당장 대책이 없음을 알고 있다. 그럼에도 환자는 답답함과 괴로움을 견디지 못하고, 다소 거칠게 표현하고 있다. 치료자 1은 환자의 거친 표현이 주는 정서적 불편감, 서운함, 그리고 더 이상 해 줄 것이 없다는 무력감 속에서 어떠한 치료적 개입도 하지 않으려 하고 있다. 치료자의 감정을 은연중에 드러내고 있다. 치료자 2는 애써 환자의 부작용과 괴롭고 답답한 마음에 초점을 맞추고 있다. 공감과 더불어 치료자로서 할 수 있는 것이 많지 않음에 대해 솔직히 인정하고 있다. 그리고 아무것도 할 수 없을 것 같은 이 순간, 환자에게 해 줄 수 있는 작은 것 하나를 찾아 주려고 노력하고 있다.

∨ 사례 5: 강제입원 후 얼마가 지난 즈음

환자: 강제로 입원시켜 놓고 지금껏 해 준 게 뭐가 있어.

치료자: 맞습니다. ○○ 님의 의사에 반하는 강제입원이 되었지요. 그 후 며칠간 주사치료로 인해 상담이나 프로그램 참여가 힘들었습니다.

→ 순간 치료자 마음이 서운해질 수 있다. 그동안 참으면서 환자에게 최선을 다했던 기억들이 스쳐 지나갈 수 있다. 치료자는 자신의 서운함에 초점을 두기보다 환자의 말 속에서 진실된 부분을 찾아 공감하고 있다.

✔ 사례 6: 피해사고로 입원한 지 이틀째

환자: (갑자기) 니들이 다 짜고 나를 죽이려고 하지? 빨리 경찰 불러 줘. 내 핸드폰 내놔. (치료진도 망상체계 안에 조금은 편입되어 있는 듯하다.)

비공감적 표현들: "저희는 ○○ 님을 돕는 사람들입니다. 저희를 믿으셔야 합니다." "절대요. 여긴 병원인데 그럴 리가 있겠습니까?" "흥분을 가라앉히세요. 지금은 핸드폰 사용이 힘듭니다."

보다 공감적 표현들: "이 병원에 내 편이 없다고 생각하시는군요." "사람들이 해칠 것 같다는 생각에 힘드시군요." "처음 보는 저희를 믿기 힘들 수 있습니다."

✔ 사례 7: 환자와 특정 치료자 간 갈등이 있었다. 이후 특정 치료자를 계속 비난한다.

환자: (비난조의 강한 어투로) 그 선생님은 치료자로 자격이 없어요. 환자를 가스라이팅 하고 있어요. 어떻게 치료자가 그럴 수 있어요.

치료자 1: 그 선생님이 가스라이팅을 한다니요. 말도 안 되지요. 다 생각이 있으셨을 거예요. 그만 화를 푸세요.

치료자 2: 그 선생님 때문에 화가 나셨군요. 가스라이팅을 한다고 생각되는 치료자와 함께하고 싶진 않죠. 그런데 무슨 일이 있었나요? 자세히 듣고 싶네요.

→ 치료자 1은 환자의 감정과 판단을 공감하거나 존중하지 않는다. 같은 편 치료자를 변호하기에 바쁘다. 혹 치료자 1의 마음엔 '자신의 잘못은 인정하지 않고 상대방만 비난하는 것은 옳지 않다.' '같은 치료자 편을 들어야 해. 병동의 질서와 치료자의 권위가 무너져선 안 돼.'라는 생각이 있을 수도 있다. 치료자 1의 말을 듣고 난 환자는 "니들은 다 똑같아."라고 말하며 자리를 박차고 나갈 수 있다. 그에 비해 치료자 2는 환자의 감

정과 생각에 공감하고 있다. 섣불리 같은 편 치료자를 변호하
거나, 환자와 짝하여 특정 치료자를 비난하지 않는다.

마. (흥분환자들이 이야기한) 진정과정에 도움이 되었다고 말한 치료진의
　　멘트들

- "잠시 앉아서 말씀하신 그 문제에 대해 이야기해 봅시다."
- "대화를 할 것인지는 ○○ 님의 선택입니다. 단, ○○ 님이 자신과 타인을
　해하실 경우 저희는 최선을 다해 막을 것입니다."
- "○○ 님은 지금 잘하고 있습니다."
- "우리는 지금 ○○ 님을 돕기 위해 여기에 있습니다."
- "원하시면 다른 사람을 불러 줄까요?"
- "저는 ○○ 님 말에 경청하고 있습니다. 도와주려고 합니다."
- "잘될 것입니다. 시간이 가면 좋아질 수 있습니다."
- "곧 마음이 진정될 수 있습니다."
- "이 또한 지나갈 것입니다."
- "저희가 곁에 있겠습니다."
- "당신의 말은 맞습니다. 그러나 당신의 행동은 걱정스럽습니다."
- "사람이니까 우린 실수를 할 수 있습니다."
- "당신은 지금 미친 게 아닙니다. 충분히 이해 가능한 모습입니다."
- "당신은 지금 안전합니다."
- "물 한 잔 드릴까요?"

5) 단순하고 쉬운 대화

흥분환자는 인지능력의 저하, 정신증상, 격한 감정 등으로 인해 대화에 집중
이 힘들다.

가. 치료자는 명확하고 간결하게 짧은 문장으로 대화해야 한다. 치료자의 말이 길고 장황해지면 ① 환자에게 혼란을 야기하고, ② 치료자가 실수할 확률이 높아지고, ③ 환자에게 꼬투리 잡힐 말을 하게 된다(less is more).

나. 쉽고 일상적인 용어를 사용해야 한다. 전문적인 용어 사용을 피해야 한다. 치료자의 권위를 보여 줌으로써 신뢰와 순응을 이끌 수 있을지 모르나, 흥분환자는 무시받는 느낌을 받을 수 있다. 치료자의 말을 이해하지 못할 수도 있다.

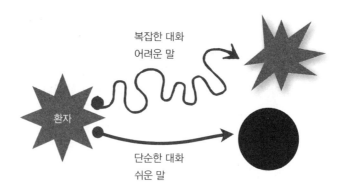

✔ **사례: 입원 2일째 혼란스러운 환자**

환자: (약봉지를 바닥에 던지며) 나를 죽이려고 독약을 주는 거야? 대체 무슨 약이야?

치료자 1(다소 복잡하고 어려운 대화): 이것은 독이 아니라 항도파민제와 수면제 등 ○○ 님에게 필요한 약들입니다. 우리는 ○○ 님이 뇌의 신경전달물질의 일종인 도파민이 과잉된 병, 즉 조현병을 앓고 있다고 생각하고 있습니다. 그래서 항도파민제를 통해 ○○ 님의 뇌에서 도파민을 낮춰 급성정신증상을 빠르게 안정화시키려고 합니다. 이 약을 복용해야만 뇌의 도파민이 빠르게 안정이 될 수 있습니다.

치료자 2(단순하고 쉬운 대화): 설명을 못 들으셨다면 오해하실 수 있습니다. ○○ 님은 어제 잠도 못 주무셨습니다. 오늘은 순간순간 불안해하고 자주 착각을 하였습니다. 예전과 다르게 마음과 뇌가 혼란스러운 것 같습니다. 빨리 안정이 되면 좋겠습니다. 이 약을 통해 도움을 받으실 수 있을 것입니다.

6) 반복하라

가. 흥분상태의 환자는 치료자의 말을 단번에 이해하기 힘들다. 자신의 감정과 생각에 빠져 있어 치료자의 말에 덜 집중한다. 치료자는 인내심을 가지고 반복적으로 말해야 한다.

나. 특히 치료적으로 물러설 수 없는 부분에 대해 환자가 고집하는 경우, 치료자는 치료적 원칙을 반복강조하는 것이 좋다. 이러한 반복은 치료자의 강한 의지 또는 변할 수 없는 치료적 원칙으로 받아들여져서 환자가 한 걸음 뒤로 물러날 수 있다.

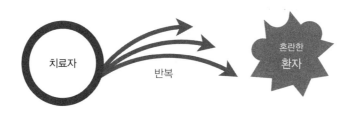

다. 처음부터 냉정한 반복전략을 가면 안 된다. 충분한 설명과 진심 어린 공감 후 반복전략을 사용해야 저항이 덜하다.

∨ **사례: 공감 어린 설명에도 불구하고 퇴원을 요청한다.**

치료자: 말씀드린 대로 지금은 퇴원이 힘듭니다.

환자: 퇴원이 왜 안 돼요?

치료자: 안타깝지만 지금은 퇴원이 어렵습니다.

환자: 퇴원시켜 달라니까요?

치료자: 저희의 대답은 똑같습니다. 지금은 퇴원이 어렵습니다.

7) 때론 침묵해 보자

치료자는 흥분환자와 만날 때 '침묵(silence)'을 이용할 수도 있다. 충분한 이해와 설명의 시간을 가졌음에도 흥분환자가 요구를 계속할 때 치료자가 의도적으로 침묵할 수 있다. 침묵은 가파르게 진행되던 흥분과 갈등을 잠시 멈추게 한다. 침묵의 시간 동안 환자는 자신을 돌아볼 수 있게 되고, 치료자는 감정을 추스리고 대안을 고민하는 시간을 확보한다. 이때 환자를 무시한다는 느낌을 주지 않도록 침묵의 시간은 짧아야 하고 치료자의 태도는 진지해야 한다.

8) 전략적으로 말을 배치하자

가. 흥분환자와 대화 시 말의 내용뿐 아니라 말의 타이밍도 중요하다. 치료자 마음에 떠오른 아이디어, 논리, 공감의 표현 등이 있을 때, 치료자는 즉시 말하고 싶은 유혹을 느낀다. 환자의 마음상태를 보면서 치료적인 멘트를 효과적으로 배치할 때 그 멘트는 더욱 빛나게 된다.

나. 흥분환자와 대화 시 치료자가 약간 흥분될 수 있다. 흥분상태에서는 전략적인 대화가 힘들어진다. 다소 감정적이고 즉흥적으로 말하게 되고, 말실수를 하기 쉽다. 치료자의 답답한 마음을 해소하거나 하고 싶은 말을 내뱉는 것에 있지 않다. 꼭 기억해야 할 것은 치료자의 목표가 흥분환자의 진정에 있다는 것이다.

다. 다음의 원칙들을 기억하면 좋다.

- 반사적으로 말하지 않기
- 한 템포 쉬고 말하기
- 치료자 만족이 아닌 환자의 진정에 도움이 되는지 생각해 보고 말하기
- 지금 하려는 이 말을 대화의 어느 시점에 하면 좋을지 고민하고 말하기

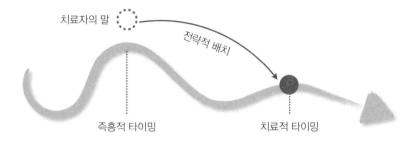

5. 안정화치료와 비언어적 의사소통

비언어적 의사소통은 매우 중요하다. 전체적인 정보의 50% 이상, 감정적인 정보의 대부분을 비언어적 의사소통이 담당한다. 특히 흥분상태의 환자는 안정 시에 비해 언어적 소통이 원활치 못하고 비언어적 소통에 민감하다.

치료자는 흥분환자의 비언어적 표현에 관심을 기울여야 한다. 얼굴 표정, 목소리 특징, 움직임과 태도 등은 흥분환자의 다양한 심리적 상태를 파악하는 데 도움을 준다.

또한 치료자들은 자신의 비언어적 표현에 주의해야 한다. 특히 자신의 언어적 표현과 비언어적 표현이 일치하는지 살펴야 한다. 환자들은 예리하게 치료자의 불일치를 찾아내곤 한다. 즉, 진정성이 없는 치료자의 말은 치료적인 관계를 해치고 흥분을 자극할 수 있다(예, "이해합니다."라고 말을 건네지만, 치료자의 얼굴 표정은 짜증 나 있고 목소리는 무미건조할 때가 있다).

의사소통을 '3V/2T/1S'로 구분해 볼 수 있다(3V verbal, vocal, visual/2T time, touch/1S space). 언어의 내용적 측면(verbal)과 음성적 측면(vocal), 비언어의 시각적 측면(visual), 시간적 측면(time), 신체접촉(touch), 공간적 측면(space) 이다.

1) 음성의 특성(vocal)

가. 흥분상황에서 치료자의 목소리가 커지고 강해질 수 있다. 치료자는 자신의 목소리를 늘 살펴야 한다.

나. 조용하고 부드러운 말투가 흥분환자의 진정에 도움이 된다. 권위 있고 단호하게 말해야 하는 순간에도 강한 의지를 담되, 최대한 부드럽게 전달되도록 해야 한다.

다. 지나치게 단조로운 음성은 좋지 않다. 대화의 내용 및 분위기에 따라 음성의 특성을 변화시킬 수 있다. 또한 거리와 상황에 따라 목소리 크기 조정도 필요하다.

라. 치료자의 긴장이 목소리에 드러날 수 있다. 대화가 불안정해지고 치료자의 능력과 자질이 의심받게 된다.

마. 치료자 자신만의 언어습관(예, '흠' '음~')이 흥분환자에게 미치는 영향을 고려해 봐야 한다.

2) 시선(gaze-visual)

가. 치료자는 환자와 시선을 편하게 맞추는 것이 좋다. 눈을 계속 응시하기보다는 눈, 얼굴, 몸 등을 번갈아 가면서 자연스럽게 바라본다. 가끔 가볍게 눈을 감고 긴장을 풀어도 된다.

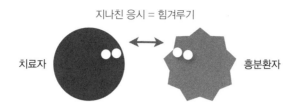

나. 흥분될 때 눈을 응시하는 경우가 있다. 힘겨루기나 공격적인 태도로 오해될 수 있다.

다. 종종 불편함을 피하기 위해 치료자들은 흥분환자의 시선을 피하는 경우가 있다. 환자는 자신을 무시한다거나, 치료자가 진실하지 않다거나, 치료자가 잘못한 것이 있다거나, 자신에게 관심이 없다는 등의 오해를 할 수 있다. 또는 다른 의도(예, 강압치료)가 있는 것으로 오해할 수 있다.

3) 얼굴 표정(face expression-visual)

가. 치료자의 감정상태는 얼굴에 드러나게 된다. 치료자는 자신의 얼굴 표정에 신경 써야 한다. 불안, 두려움, 짜증 등의 감정이 얼굴에 강하게 드러나지 않도록 표정관리를 해야 한다.

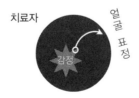

나. 눈과 입을 통해 감정이 잘 표현되므로 눈과 입 주변 근육의 긴장을 풀어주는 것이 좋다. 조심스레 눈을 감아 보거나 입모양을 움직여 주는 것도 좋다.

다. 흥분환자와 대화 중 여러 가지 이유(부드러운 분위기 조성, 치료자 스스로의 긴장완화책, 흥분환자의 태도와 말에 대한 반응 등)로 치료자가 가볍게 웃을 수 있다. 흥분환자는 자신에 대한 비웃음으로 생각하거나 망상적으로 해석하여 흥분할 수 있다.

4) 몸의 움직임과 자세(gesture & posture-visual)

가. 움직임은 절제되어 있어야 한다. 치료자의 움직임은 가급적 작고, 급작스럽지 않으며, 예측 가능하며 빠르지 않아야 한다. 흥분환자는 치료자의 작은 움직임에도 민감하게 반응한다. 예를 들면, 환자는 자신 쪽으로 향하는 갑작스럽고 작은 움직임도 공격적인 신호로 받아들이기 쉽다.

나. 불필요한 움직임을 자제해야 한다. 특히 긴장될 때 무의식적으로 움직이게 되는 손동작(예, 손 매만지기) 등을 조심해야 한다. 환자를 설득하는 과정에서 손동작을 많이 하는데, 흥분환자에게는 자칫 비난이나 공격으로 여겨질 수 있다.

다. 편안한 자세가 좋다. 치료자마다 개인적 습관이 다르고, 상황이 다양하여 한 가지 특정 자세를 정할 수 없지만 권위적이지 않고 딱딱하지 않아야 한다. 몸의 자세를 통해 공격할 의사가 없음과 도와주고 싶은 마음이 있음을 전달해야 한다.

라. 치료자들은 습관적으로 팔짱을 끼는 경우가 있는데, 흥분된 환자를 만날 때는 팔짱을 끼지 않는 것이 좋다. 자칫 무시와 경멸, 권위적인 태도, 거

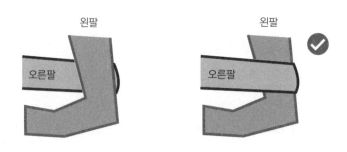

리감, 관심 없음의 메시지를 준다. 만일 팔짱을 끼게 될 경우, 불편하더라도 손을 팔 안쪽으로 넣는 것보다는 팔을 밖에서 감싸는 방식이 좋다.

마. 치료자의 손을 편하게 다리 옆으로 떨어트리는 것이 좋다. 손을 몸 뒤로할 경우 흥분환자에게 오해(예, 뒤에 무기나 주사를 숨겼다)의 소지가 될수 있다. 주먹을 쥐는 것보다는 가볍게 펴는 것이 좋다.

 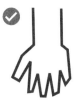

바. 흥분환자를 진정시키는 과정에서도 치료자들이 뒷짐을 지거나 허리에손을 올리고 있을 때가 있다. 자칫 권위적이고 공손치 못한 태도로 오해할 수 있다. 가급적 손을 앞으로 모으는 것이 좋다.

사. 머리와 고개의 움직임도 조심해야 한다. 고갯짓이 지나치지 않아야 하고, 무의식 중 고개를 돌리지 않도록 노력해야 한다.

아. 환자에게 등을 돌리지 말아야 한다. 대화의 단절 또는 무시로 오해받을수 있다. 물론 환자의 갑작스런 공격을 받을 수 있다는 점에서도 조심해야 한다.

5) 시간(time)

가. 말을 천천히 해야 한다. 흥분상황에서 치료자는 말이 급해질 수 있다.천천히 말하는 것은 환자의 감정조절에도 도움이 될 뿐 아니라 치료자자신의 감정조절에도 도움이 된다. 흥분환자의 저하된 인지능력을 고려한다면 더욱 천천히 해야 한다(말의 속도). [흥분된 환자의 마음 비트(beat)가 차분한 치료자의 마음 비트를 만나 차분해질 수 있다.]

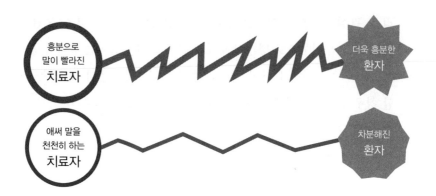

나. 흥분환자의 말에 대답을 할 때도 빨리 대꾸하기보다는 일정 시간을 두
　　고 천천히 반응하면 좋다. 치료자나 환자나 시간을 가지고 생각할 수 있
　　고, 감정을 가라앉힐 시간을 갖게 된다(말대답의 속도).

다. 치료자의 몸짓(예, 고갯짓/손 움직임)과 이동(예, 의자에 앉기)도 가급적 천
　　천히 해야 한다. 특히 환자에게 다가설 때 서서히 다가가야 한다(움직임
　　의 속도).

6) 신체접촉(touch)

가. 흥분환자는 가벼운 신체접촉도 민감하게 반응한다. 흥분환자와 만날 때
　　는 신체접촉을 가급적 하지 않는 것이 좋다. 신체접촉에 대한 흥분환자
　　의 흔한 오해로는 ① 인격 무시, ② 강압적인 명령, ③ 성적인 의미, ④ 공
　　격적인 의미다.

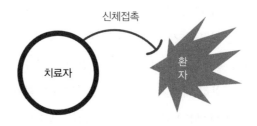

나. 흥분환자가 어느 정도 진정된 상태에서, 치료자가 격려의 의미로 가볍게 신체접촉(예, 다독거리기)을 할 때가 있는데, (많은 경우 문제가 되지 않으나) 환자를 자극할 수 있어 조심해야 한다.

다. 흥분이 진정된 후, 치료자나 환자 어느 쪽의 제안으로 가벼운 악수 등을 통해 분위기 전환을 시도해 볼 수 있다(단, 환자의 동의가 있어야 한다).

7) 공간(거리, 위치, space)

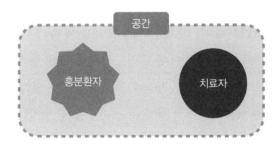

가. 공간은 심리적으로도 중요한 의미를 내포하고 있다. 프라이버시, 관계, 감정, 존중, 권위, 경계, 안전 등을 의미한다.

나. 물리적 공간은 심리적 공간과 마찬가지로 치료자가 일방적으로 결정하고 침범해서는 안 된다. 치료자는 환자의 물리적 공간, 즉 환자의 개인 공간을 존중해 줘야 한다.

다. 흥분된 환자와 지나치게 먼 면담거리는 치료자에게(물론 환자에게도) 안정감을 줄 수 있으나, 치료자의 심리적인 거리감(거절, 두려움)이 있는 것으로 오해될 수 있다. 지나치게 가까운 거리는 흥분환자와 치료자 모두에게 긴장감(위협감)을 일으킨다. 평소 치료적 관계가 좋았더라도 흥분 시에는 흥분환자의 개인 공간을 존중해야 한다. 즉, 환자와의 일정한 거리는 ① '당신의 개인 공간을 존중합니다.', ② '당신을 해치지 않을 것입니다.', ③ '저의 안전도 지키렵니다.'라는 메시지를 준다.

라. 일반적으로 흥분환자와 양팔 또는 2보 거리 정도 떨어질 것을 권한다. 한 팔 또는 1보 거리 내로 가까이 있을 경우 환자의 갑작스러운 공격행동에 대처하기 어려울 수 있다. 멀리 떨어져 있을 경우도 환자의 행동을 통제할 수 없어 오히려 위험할 수 있다.

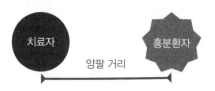

마. 환자와의 거리는 흥분 정도(공격행동 임박성)에 따라 다를 수 있으며, 흥분환자와의 대화 진행 또는 진정 정도에 따라 다를 수 있다.

바. 환자와 치료자 사이에 이동 가능한 물건이 있을 수 있다. 흥분 시 무기가 되거나 신체 억제과정에서 방해 또는 손상을 줄 수 있으므로 주변에 물건을 치우는 것이 좋다.

사. 수평적 거리뿐 아니라 수직적 거리도 중요하다. 즉, 환자와 눈높이가 같아야 한다(예, 환자가 앉아 있을 경우 치료자도 자리에 앉는 것이 좋다).

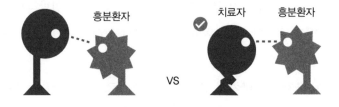

아. 앉아서 면담하는 것이 안정감을 줄 수 있다. 그러나 흥분된 환자들은 좀처럼 앉아 있기 힘들다는 점, 앉는 것을 강압치료의 과정으로 오해할 수 있다는 점, 치료진도 위험해질 수 있다는 점에서 신중히 판단을 해야 한다. 가급적 환자의 의견을 묻는 것이 좋다.

자. 병동 분위기를 고려하여 흥분환자를 좁은 면담실로 데리고 가는 경우가

있으나, 흥분환자에게 좁은 면담실은 또 다른 자극이 될 수 있으므로 신중해야 한다. 물론 치료자에게도 위험할 수 있다. 상황에 따라 다르나 좀 더 넓고 자유로운 공간(확보)이 나을 수 있다.

차. 치료자와 환자의 위치 선정도 중요하다. 면담실 문 가까운 곳에 치료자가 있고 흥분환자를 문과 먼 곳에 위치하게 하는 경우도 있다. 이러한 위치 선정은 흥분환자에게 갇혀 있는 기분, 답답함, 위협감 등을 느끼게할 수 있다. 물론 면담실 문 가까운 곳에 환자가 위치하고 면담실 문 먼곳에 치료자가 위치할 경우, 치료자의 안전이 위협받을 수 있다. 환자의상태와 특징, 치료적 관계 정도 등을 고려하여 위치 선정을 결정해야 한다. 강압치료를 고려한다면 환자를 코너 쪽에 있도록 하는 것도 좋다.

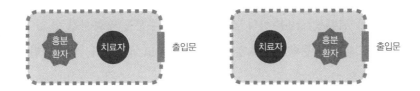

카. 흥분환자를 닫힌 공간에 혼자 남겨 두지 말아야 한다. 갇힌 느낌에 흥분이 악화될 수 있다.

타. 흥분환자와 치료자 단둘이 면담실에 들어갈 때 안전장치가 있어야 한다. 도와줄 치료자들이 문밖에서 대기하는 것도 좋은 방법이다.

파. 정면에서 환자를 바라보면 위협감을 느낄 수 있어, 약간 비스듬히 자세를 잡는 것도 좋다.

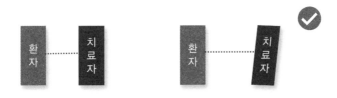

6. 갈등해결을 위한 전략/기술

    흥분환자와 갈등을 해결하는 것은 복잡하고 어려운 과정이다. 흥분환자는 치료방향에 반하는 요구나 현실적으로 들어주기 힘든 요구를 해 올 때가 많다. 환자의 요구를 해결하는 과정에서 흥분/갈등을 악화시킬 수 있기에 치료자들은 신중할 수밖에 없다.

1) 환자의 요구를 대화 주제로 전환하기

    다양하고 거친 요구에 대해 환자에게 만족할 만한 응답을 주기 힘들다. 환자의 요구에 '된다/안 된다' 식의 답변은 환자의 흥분을 악화시킬 수 있다. 환자의 요구를 대화의 주제로 삼아 함께 이야기하자고 제안한다. 이후 열린 자세로 해결방안을 찾아간다.

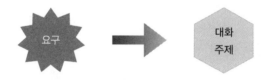

    ✔ 사례

        환자: 저 퇴원할 거예요. 전 병이 없단 말이에요.

        요구에 맞대응하는 치료자: 지금은 퇴원할 수 없습니다. 치료받고 나가서야 합니다.

        요구를 대화로 이끄는 치료자: 병이 없으면 입원할 필요가 없다는 말씀은 맞습니다. 그럼 현재 ○○ 님이 어려움이 없는지, 퇴원을 위해서 어떠한 준비가 필요한지 좀 더 이야기를 나눠 보죠.

2) 환자와 치료자의 목표가 같음을 인식시키기
(공통의 목표 찾기)

　흥분/갈등상태에서 환자는 치료자를 내편이 아닌 반대편으로 생각한다. 그러나 분명한 사실은 환자와 치료자 모두 회복이라는 같은 목표를 향해 가고 있다는 것이다. 치료자는 환자에게 같은 편임을, 같은 목표를 향해 가고 있음을 인식시켜야 한다. '치료자=적'이라는 생각에서 치료자를 공동의 적(예, 정신질환)과 싸우고 있는 동료로 여기게 만들어야 한다. '갈등의 주제'를 '협력의 주제'로 변환해야 한다. 갈등을 환자와 치료자가 함께 해결해 나갈 과제로 전환하는 것이다. 환자를 돕고 싶은 진심이 없다면, 이러한 시도는 자칫 교묘한 회피로 비춰질 수 있다.

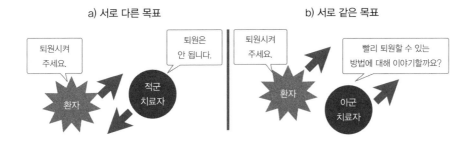

V 사례 1: 부작용을 호소하면서 약복용을 거절한다.

　환자: 부작용이 심해요. 약 먹기 싫어요.

　치료자: 많이 힘드시겠네요. 부작용이 심하면 당연히 약 먹기 꺼려지죠.
　　　　○○ 님처럼 부작용을 경험하신 분들이 많답니다. 같이 노력한다면 부작용을 해결할 수 있을 겁니다.

　　　　→ 치료자는 환자가 약을 먹게 해야 한다. 약물복용 여부에 대해
　　　　　반대 방향의 긴장이 존재한다. 그러나 부작용 해결이라는 점
　　　　　에서는 같은 방향이다.

∨ 사례 2: 가족치료 중 엄마 편을 든다면서 흥분한다.

환자: 왜 선생님은 엄마 편을 들어요?

반대편 치료자: 어머님도 힘드시니 엄마 말도 들어야죠. 계속 ○○ 님 말만 들을 수 없잖아요?

환자편 치료자: 저는 ○○ 님의 주치의로서 보호자인 엄마의 입장을 듣고 위로했지요. ○○ 님의 보호자인 엄마도 힘을 내기를 바랐기 때문이에요. 엄마가 보호자 역할을 제대로 하셔야지요. 그래야 제 환자인 ○○ 님이 더 빨리 회복할 수 있지 않을까요?

→ '반대편 치료자'는 환자의 마음을 충분히 고려하지 않은 채 자기 방어에 바쁘다. 논리적인 대화에 치중하고 있다. 환자와 다른 방향을 고수한다. '환자편 치료자'는 환자의 흑백논리를 깨트리면서 엄마의 회복과 환자의 회복이 연결되어 있음을 그리고 치료자가 일관적으로 환자와 같은 방향을 가지고 있음을 강조한다.

3) 환자의 건강한 자아와 협력하기

흥분/갈등해결의 열쇠는 환자에게 있다. 치료진의 설득력, 공감력 그리고 치료적 관계의 힘이 중요하나, 결국 이러한 노력은 환자의 조절능력 강화로 이어져야 의미가 있다.

정신과 면담의 오랜 전통대로 환자의 건강한 자아와 대화를 해야 한다. 환자에게는 2개의 힘(마음)이 존재한다. 흥분환자에겐 흥분을 정당화하고 가속화시키는 마음이 있다. 그러나 동시에 흥분조절을 위한 마음도 있다. 흥분 속에서도 나름 노력하고 있다. 치료자는 그중 건강한 힘(마음)과 연합해야 한다.

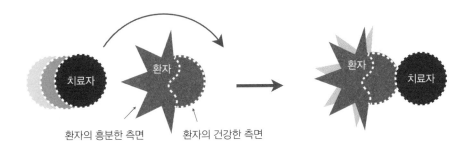

환자의 흥분한 측면   환자의 건강한 측면

때론 치료자가 흥분의 뒤에 감추어진 환자의 건강함(진실함과 선함)을 보지 못한다. 환자의 건강함을 보려는 의지, 노력 그리고 믿음이 필요하다.

건강한 자아와 대화하는 방법 중 하나는, 환자가 소중히 생각하고 있는 것을 갈등해결에 이용하는 것이다. 환자의 종교, 가족, 관계, 꿈, 가치, 도덕의식 등의 개인적인 것들도 있고, 치료와 연관된 것(외박, 외출, 전동, 보상 등)들도 있다. 인간의 보편적인 가치인 선함, 사랑, 배려 등에 기대어 볼 수도 있다. 환자의 지나친 요구 또는 흥분으로 인한 극단적인 행동의 결과가 환자의 소중한 것과 대치되거나 손상을 줄 수 있음에 대해 이야기할 수 있다. [환자의 소중한 것과 환자의 행동 사이의 불일치(discrepancy)를 자각시켜 건강한 사고를 유도한다.]

✔ 사례: 막무가내로 퇴원을 요구할 때

환자: 정말 힘들어요. 더 이상 못 참겠어요. 퇴원시켜 주세요.

치료자: 저도 알지요, 입원 시부터 ○○ 님이 어떻게 견디어 왔는지. 퇴원을 기다리는 마음은 저도 마찬가지입니다.

다만, ① 그동안 애써 왔는데 지금 퇴원하게 되면 그 수고가 물거품이 될까 봐 염려돼요.

또는 ② 입원치료가 중단되면 ○○ 님의 앞으로의 생활이 힘들어질까 봐 염려스러워요.

또는 ③ 그렇게 꿈꿨던 유학생활을 병으로 인해 중단할 수밖에 없었는데, 이번에 제대로 치료받지 못하고 퇴원한다면 소중한 유학

생활을 못하게 될까 봐 염려돼요.

또는 ④ 어머님과 같이 약속한 것이 있지요. 조금만 더 견딥시다.
그리고 ○○ 님이 사랑하는 어머님께도 회복된 모습 보여 주게요.

→ 치료자는 그동안의 수고와 환자가 중요하게 생각하는 것들을
언급하며 진정시켜 볼 수 있다.

특별히 환자에게 책임감을 느끼게 하는 것도 좋은 전략이다. 환자가 자신의
권한(요구)을 주장하면서 자신의 책임을 외면하거나 타인을 배려하지 않는 모
순을 직면한다. 환자에게 변화가 필요함을 언급할 때, 환자와 치료자가 모두
인지(기억)하고 있는 구체적인 근거를 가지고 이야기하는 것이 좋다.

∨ 사례 1: 힘든 마음을 공감하며 설득함에도 고집스럽게 큰 소리로 퇴원을 요청한다.

환자: 퇴원시켜 달라고요. 내가 무슨 문제가 있다고 여기에 잡아 놓냐
고요.

치료자: (약간 단호하게) 아직 치료되어야 할 부분이 있다고 생각합니다.
○○ 님도 느끼실 거라 생각됩니다. 그동안 병동에서 잘 견디어
왔는데, 오늘 어머니와 통화하면서 어머니에게 욕하고 저희에게
까지 감정적으로 대했습니다. 며칠 전 입원과정에서도 부모님께
욕하고 밀친 것을 기억하고 있을 겁니다. 병은 우리를 이렇게 바
꿔 놓습니다. 안타깝지만 아직은 병의 치료를 위해 입원이 필요합
니다. 조금만 더 노력합시다.

→ 치료자는 타인에 대한 무책임한 행동을 환자에게 직면하고 있다.

∨ 사례 2: 병동 분위기를 해치며 다른 환자에게 부정적 영향을 미치고 있다.

치료자: ○○ 님이 스스로 진정하기를 바랍니다. 목소리를 낮추시면 좋
겠고 위협적인 말씀은 삼가셨으면 좋겠습니다. 병동 내 다른 환자

들은 지금 불안해하고 있습니다. 자칫 ○○ 님과 주변 사람들이 다칠 수 있습니다. ○○ 님이 도와주지 않으신다면, 우리는 ○○ 님과 다른 환자의 안전을 위해 추가적인 노력을 할 수밖에 없습니다.

→ 공동체의 일원으로서 책임을 강조한다. 환자에게 명령하기보다는 협력과 도움을 요청하고 있다.

4) 논쟁을 멈추고 환자의 정서적인 요구에 집중하기

흥분/갈등이 진행되면서 환자와의 대화는 거친 논쟁이 되기 쉽다. 치료자도 모르는 사이 논쟁 한가운데 있는 자신을 발견하곤 한다. 이를 자각하는 순간 치료자는 논쟁에서 한 발짝 뒤로 물러나야 한다. 정서적인 요구의 해결 없는 딱딱한 논쟁은 필연적으로 파국으로 치닫는다. 경청과 공감, 지지와 환기 등의 기본적인 의사소통과 면담기법을 통해 흥분환자의 정서적인 요구 해결을 도와야 한다. 정서적인 요구가 해결되면 저절로 흥분/갈등이 해결된다는 말은 아니다. 가급적 환자의 정서적인 요구에 먼저 집중하고 이후 현실적인 요구를 다뤄야 한다는 말이다.

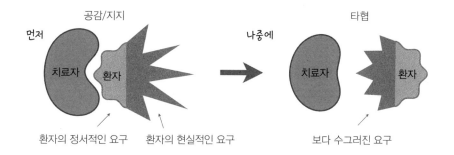

많은 경우 흥분환자도 자신의 요구가 지나치다는 것을 알고 있다. 자신의 지나친 요구가 거절될 것을 알고 있다. 흥분환자는 자신의 요구가 관철되지 못하더라도, 자신의 힘든 마음을 치료자들이 알아주기를 바랄 것이다.

5) 분명하게 말하기/당당하게 행동하기

흥분환자의 거칠고 비현실적인 요구에 대해 거절하는 것을 미안해하거나, 눈치를 보거나, 염려하는 치료자가 있다. 치료자는 지금 흥분환자의 비현실적이고 반치료적인 요구에 치료적으로 대응하고 있는 것이다. 환자에게 가장 좋은 치료를 제시하고 있는 것이다. 이후 벌어질 수 있는 일들에 대한 지나친 책임감, 환자의 반응에 대한 예측 속 두려움 그리고 인간적인 미안함 속에서 중요한 치료의 순간에 망설여서는 안 된다. 자칫 협상과정 내내 끌려다닐 수 있다. 당당함을 가져야 한다.

흥분환자의 수용 불가능한 요구에 "안 됩니다." "하지 마세요."라는 말보다는 "안타깝지만 우리는 (이러이러한) 이유로 ○○ 님의 요청을 들어줄 수 없습니다." "우리는 (이런) 경우에는 (이런) 원칙을 가지고 있습니다."라는 표현이 좋다.

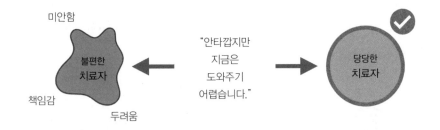

6) 전문가적 지식과 태도를 보이기(필요에 따라)

흥분환자는 때론 치료자의 권위를 인정하지 않고, 치료자의 치료적 평가와 판단을 개인의 의견으로 치부하거나 무시하는 경향이 있다. 이럴 경우에는 다소 의도적으로 전문가적인 지식과 태도를 보일 수 있다. 권위적으로 환자를 무시해서는 안 되며 반드시 경청과 공감의 기반 위에 이뤄져야 한다.

∨ 사례: 복약을 거절하는 조증환자

환자: (반말로) 나에게는 병이 없어. 당신들의 진단은 틀렸어. 나는 원래 성격이 이렇단 말이야. 약 안 먹을 거야.

치료자: 맞습니다. 입원 전후에 보이셨던 모습이 성격적인 부분인지 조증 때문에 생긴 것인지 구분해 볼 필요가 있습니다.

환자: 그래요. 원래 내 성격이 그래요.

치료자: 음…… 며칠 전부터 갑자기 평소와 다르게 수면욕구가 감소되셨고, 목이 쉴 정도로 말이 많으셨고, 애써 모으셨던 적금도 깨서 비싼 물품을 구입하셨습니다. 평상시와 다르게 기분이 고양되어 나타나는 급성조증의 대표적인 증상들입니다. 지금은 반드시 약의 도움이 필요합니다.

7) 유연하고 창조적으로 협상하기

가. 경험이 적은 치료자일수록 치료적인 원칙과 병동규칙을 엄격하게 적용하는 경향이 있다. 경험이 적은 치료자에게 병동규칙은 안전한 길잡이요, 책임소재에 대한 방어막이 된다. 그러나 규칙은 환자를 위해 만들어진 것인데, (때론 규칙 준수가 목표가 되어) 규칙이 치료와 인권 위에 있을 때가 있다.

나. 융통성 없는 규칙 적용은 흥분환자와의 대화를 힘들게 한다. 두 가지 가능성(규칙을 지키느냐 어기느냐)밖에 없게 된다. 이런 대화는 필연 갈등으로 치닫는다.

다. 흥분상황일수록 규칙 적용에 있어 다소 유연한 태도를 취해야 한다. 규칙과 환자의 요구를 만족시킬 수 있는 창조적인 접근이 필요하다(60쪽의 'Yes & Can culture' 부분을 참조하라). 엄격한 규칙 준수를 고집하는 치료자와의 갈등으로 흥분이 폭발하여 병동 분위기와 규칙이 깨지는 것보다, 유연한 규칙 적용으로 안정을 도모하는 것이 더 낫다.

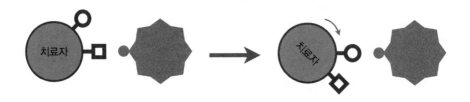

8) 윈윈(win-win) 전략

갈등을 해결함에 있어 환자와 치료자의 목표와 욕구 만족 정도에 따라 다음의 다섯 가지 전략이 있을 수 있다.

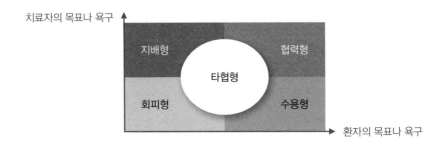

대부분의 치료자들은 환자와의 갈등에서 완전한 승리(지배형, win-lose)를 기대한다. 치료자의 설득에 환자가 자신의 실수와 잘못을 순순히 인정하기를 바란다. 그러나 흥분환자는 치료자의 설득에 저항하기 마련이다. 환자와 치료자의 목표/욕구를 모두 충족시키는 전략(협력형, win-win)이 보다 현실적이다. 물론 상황에 따라서 다른 해결 전략이 더 적합할 수 있다.

갈등해결 전략의 다섯 가지 유형

	예	해당 전략을 사용하는 흔한 상황	특징
수용형	• 밤 근무 중 곧 폭발할 것 같은 건장한 남자환자의 요청을 허용하기	• 자칫 관계가 깨질 것 같을 때 • 치료진이 틀렸다고 느낄 때 • 치료진의 요구 달성가능성이 희박하고 수용할 때 • 잃을 것이 별로 없다고 판단될 때 • 치료자가 약하지 않음을 보이고자 할 때 • 대화/판단의 시간이 많이 없을 때	• 치료자 lose-win 환자 • 환자의 반복된 요구
지배형	• 복약을 거절할 때 권위를 가지고 설득하고 강요하기	• 병동 내 치료진과 환자의 만남의 흔한 형태 • 확실한 힘의 우위에 있다고 판단될 때 • 치료자의 원칙이 확고할 때	• 치료자 win-lose 환자 • 적대감으로 연결 • 승리는 단기적/갈등은 확대
회피형	• 예민한 주제를 건들지 않기 • 어색한 농담하기	• 특정 대화주제나 문제를 지금 당장 해결하기 힘들 때 • 감정이 격해져서 문제를 해결할 수 없을 때	• 치료자 lose-lose 환자 • 문제 악화
협력형	• 환자가 주사를 거절 시 경구제 사용하기	• 치료적 관계가 좋고, 환자의 요구를 수용해도 치료적 이득이 있다고 판단될 때	• 치료자 win-win 환자
타협형	• 환자가 지금 당장 퇴원을 요청할 때, 계획에 없던 이른 외출을 계획하기	• 다른 전략유형이 실패할 때 • 환자의 요구를 무시할 수 없고, 치료 계획도 양보할 수 없을 때	• 치료자 partial win-partial win 환자

9) 희망 주기

치료자는 환자에게 '지금은 안 된다.' '그것은 못한다.' '여기서는 안 된다.'는 부정적 메시지를 전해야 할 때가 많다. 치료자의 부정적 메시지는 환자를 극단적으로 만든다. 비슷한 메시지라고 할지라도 긍정적으로 전달해야 한다. 희망을 심어야 한다. 흥분환자에게 희망을 주는 것은 좋은 진정제다.

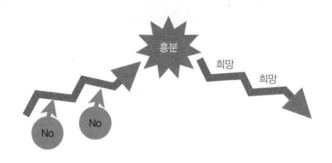

✔ 사례 1: 약이 너무 많고, 심한 부작용을 경험한 환자

환자: 언제까지 이런 약을 먹어야 하냐고요? 힘들어 죽겠다고요.

치료자 1: 안 됩니다. 증상조절을 위해 당분간 계속 먹어야 해요. 힘들다고 줄였다가는 악화될 가능성이 높아요.

치료자 2: 분명 약을 먹기 전에 비해 많이 좋아졌습니다. 약이 필요하다는 것은 우리 모두 확인했지요. 증상에 따라 점차 약을 조정할 수 있지 않을까요?

치료자 3: 그 누구도 치료기간을 예상할 수 없을 거예요. 분명한 것은 ○○ 님이 어떻게 하느냐에 따라 그 기간이 달라질 수 있다는 거예요. 다행히 부작용은 조절 가능한 경우가 많습니다. 부작용과 싸워 나가며 치료와 자기성장의 노력을 지속한다면 점차 약을 줄일 수 있을 거예요.

→ 치료자 1보다는 치료자 2, 3이 환자에게 희망을 주고 있다.

10) 흥분/갈등해결을 위한 그 밖의 전략

가. 환자가 하는 말에 일일이 반응하지 않아도 된다. 주요한 이슈에 집중해도 된다.

나. 흥분환자에게 '틀렸다.' '잘못을 했다.' '문제가 있다.' '당신 탓이다.' 등의
표현은 삼가야 한다. 치료자의 이런 표현들은 환자에게 전투적으로 들
린다. 흥분/갈등을 증폭시킨다. 갈등과 경쟁 과정에서 '자존심'이 중요
하다. 실리도 자존심도 다 뺏으려 해서는 안 된다. 치료자의 욕심이다.

다. 환자를 반드시 설득하겠다는 마음이 강하거나 부담감이 클 경우 '대화를
통한 안정화'가 힘들다. 융통성과 창조성이 사라진다. 처음부터 치료자
의 의도를 노출하는 것은 좋지 못하다. 이럴 경우 힘없는 '억지 설득'이
반복된다. 열린 마음으로 대화를 시작해야 한다.

▽ **사례: 정신증상이 심한 환자가 큰 소리로 시끄럽게 하고 있다. 다른 환자들이**
슬렁거린다. 격리실 조치가 필요할 수도 있는 상황이다.

환자: (큰 소리로) 다들 날 죽이려고 하잖아. 경찰 불러, 빨리.

치료자 1: (강하고 단호한 목소리로) 시끄럽게 하면 안 됩니다. 누가 죽이
려고 한다는 말이에요? 여긴 병원이에요. 말도 안 되는 말입니다.
지금 뭔가 착각을 하고 있어요. 일단 조용히 합시다. 안 그러면 격
리실에 갈 수도 있어요.

치료자 2: (부드러운 목소리로) ○○ 님은 누군가로부터 위협감을 느끼고
계신가요? 경찰은 아니지만 제가 도와주고 싶습니다. 저와 함께
○○ 님이 좀 더 안전할 수 있는 방법을 찾아봅시다.

→ 치료자 안에 환자를 신속하게 진정시켜야 한다는 압박감이 있
다. 이런 경우 주사를 놓고 보호실에 격리하는 것이 낫다는 치
료적 경험과 확신도 있다. 그러나 치료자 1은 너무 빨리 치료자
의 판단과 치료적 계획을 드러냈다. 이후 치료자는 더 이상 할
말이 없다. 반복되는 설득과 은근한 강요다. 또한 치료자 1은
환자가 '틀렸다.' '문제가 있다.'는 식으로 말하고 있다. 오히려
자극하고 있다. 치료자 2의 마음에도 비슷한 압박감과 치료적

계획이 있을 수 있지만, 치료자 2는 먼저 환자의 마음에 대한
공감으로 대화를 시작한다. 열린 가능성으로 들어가고 있다.

7. 강압치료

1) 강압치료의 실행 원칙

가. 분명한 이유와 목적이 있는 강압치료

(1) 최후의 수단으로 사용해야 한다. 충분하게 비강압적인 방법을 시도했음
    에도 진정이 되지 않을 때만 사용해야 한다.

(2) 강압치료가 다음과 같은 이유로 시행되어서는 안 된다.

- 잘못에 대한 벌
- 고통을 주고 모욕감을 주기 위해서
- 치료진의 힘을 보이기 위해서
- 입원 직후 기선 제압을 위해
- 치료자의 개인적 감정 때문에

(3) 일반적으로 강압치료는 '주사–강박–격리'로 구성된 패키지(package) 형
    태로 진행되나, 환자에 따라 주사 후 강박을 하지 않을 수 있고, 주사 없
    이 격리만 할 수 있고, 주사 후 격리를 하지 않고 병실에서 지켜볼 수 있
    다. 주사, 강박, 격리는 환자의 상태에 따라 분명한 이유에 의해 각각 적
    용되어야 한다.

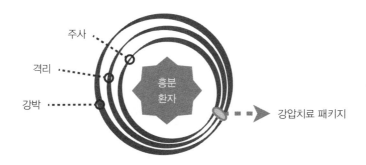

나. 빠른 결정과 빠른 진행

(1) 강압치료 결정은 신중하되 빠르게 결정되어야 한다. 비강압과정이 지지
부진하거나 불가능하다고 판단될 때는 지체 없이 강압적인 방법을 시행
해야 한다. 비강압치료에 대한 미련을 버리지 못하고, 흥분환자와 비효
율적인 실랑이를 하면서 시간과 에너지를 낭비하는 일이 없어야 한다.
치료자가 경험이 부족한 경우나 환자에게 역전이 등의 복잡한 마음이
있는 경우에 이런 일이 흔히 있을 수 있다.

(2) 신체기술이 빠르게 진행되어야 한다. 빠른 진행은 환자의 저항을 줄이
고, 안전사고 발생을 줄이고, 병동 분위기를 보존한다.

(3) 강압치료 진행에 난항이 있을 때 신속하게 다음 단계 또는 다른 방법으
로 전환을 모색해야 한다.

✔ 사례

환자를 격리실로 이동 중 환자가 발을 문짝에 대고 저항할 때 신속히 방향을
반대로 하여 환자를 뒷걸음으로 이동시킨다.

다. 예상치 못한 갑작스럽고 강력한 강압치료

(1) 강압치료를 시작함에 있어 환자가 예상하지 못한 상태에서 갑자기 시행
해야 한다. 환자가 방어할 틈을 주지 않아야 한다. 기술을 신속하게 시

행하더라도 환자가 강압치료를 예상한다면 치료진은 환자의 강한 저항에 맞닥뜨려야 할 것이다.

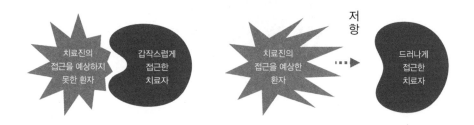

∨ 사례

팔 제압 시 환자가 방어할 틈을 주지 않고 재빠르게 환자 팔을 제압하여야 한다.

(2) 일반적으로 환자를 억제할 때 처음에는 가볍게 환자를 잡고 있다가 환자가 저항을 시작하면 그때 강한 억제를 시작하는 경향이 있다. 오히려 처음부터 (환자가 다소 놀랄 정도로) 다소 강한 힘으로 환자를 억제하여 환자의 저항의지를 꺾는 것이 낫다.

라. 힘(power)보다 정확한 기술(skill)

(1) 강압치료 시 힘겨루기가 되기 쉽다. 흥분환자가 밀치거나 때리기라도 하

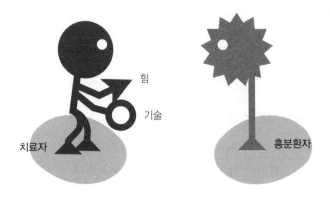

면 치료자는 평소보다 과한 힘을 사용하게 된다. 안전사고의 위험이 높아진다.

(2) 치료자가 강압기술을 숙지하지 못하였을 경우 불필요한 힘을 사용하게 된다. 치료자는 상황에 맞는 신체 억제 이동기술을 숙지해야 한다.

(3) 강압치료는 힘으로만 하려고 해서는 안 된다. 반드시 적당한 힘 위에 정확한 기술이 더해져야 한다.

마. 자신감

(1) 강압치료를 시행하는 치료자들의 자신감이 중요하다. 치료자들이 자신감이 없을 때 강압기술 적용을 서두르게 되고(때론 지연하게 되고) 안전사고가 발생되기 쉽다.

(2) 강압치료에 대한 자신감은 정기적인 교육과 훈련에서 나온다.

바. (위기반응팀) 팀워크

(1) 강압치료는 훈련된 치료진들의 팀워크가 중요하다. 힘과 기술에 더해 치료자 간 팀워크가 있어야 보다 안전하고 기술적인 강압치료를 시행할 수 있다.

(2) 정기적인 훈련과 지속적인 치료자 간 의사소통을 통해서 팀워크가 증진될 수 있다.

(3) 아직 충분한 인원의 치료진이 도착하지 않았음에도 성급하게 강압치료를 시도하는 경우가 있다. 치료자가 흥분했을 때나 힘과 기술 측면에서 자신감이 있을 때 이런 경향이 발견된다.

(4) 강압치료 중 치료자들은 감정상태와 사용하고 있는 강압기술 등에 대해 상호 피드백을 해야 한다.

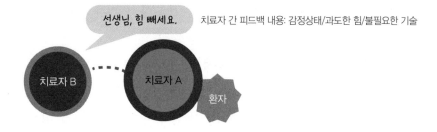

선생님, 힘 빼세요.　치료자 간 피드백 내용: 감정상태/과도한 힘/불필요한 기술

치료자 B

치료자 A

환자

사. 강압치료 중 환자와의 소통

(1) 격한 강압치료 과정일수록 치료자들은 언어사용[말의 내용(verbal)이나 음성(vocal) 측면]에 신경 써야 한다. 비강압치료보다 강압치료 때에 치료자의 언어사용이 감정적일 수밖에 없다. 흥분환자의 거친 도전에 치료자들도 반사적으로 격한 언어적 반응을 보일 때가 있다. 치료자의 언어사용에 따라 환자의 저항이 달라질 수 있음을 기억해야 한다.

(2) 강압치료를 시작할 때나 흥분환자가 저항을 보일 때, 흔히 여러 명의 치료자가 동시다발적으로 이야기를 하곤 한다. 환자는 여러 명의 낯선 치료자와 동시에 상대하게 된다. 이로써 환자에게 혼란함이 가중될 수 있다. 가급적 1명의 주치료자가 환자와 소통해야 한다.

∨ 사례

　주치료자: 자, 저희와 함께 보호실로 가지요.

　보조치료자 1: (동시에) 우리 힘쓰지 말고 좋게 갑시다.

　보조치료자 2: (동시에) 자, 자, 빨리 갑시다.

　　→ 환자는 여러 치료자의 말에 혼란스러움이 가중될 수 있다.

(3) 강압치료 시행 전에 강압치료를 시행함을 알려야 한다.

∨ 사례 1

"충분히 이야기를 나눴지만 ○○ 님이 스스로 진정하는 것은 어려운 것 같습니다(또는 "○○ 님이 입원을 거절하고 있습니다."). 지금부터 저희가 도와드릴 것입니다. 저희가 강제적으로 할 수밖에 없음을 이해해 주시기 바랍니다. 가급적 저희의 통제에 따라 주시면 좋겠습니다. 이 과정에서 서로 다치지 않았으면 좋겠습니다."

✔ 사례 2

"지금 저와 같이 가시지요. 그렇지 않으면 남자직원들이 모시고 갈 것입니다. 우리 모두 이 상황을 원치 않습니다. 자, 저와 함께 가시지요."

(4) 강압적 방법을 사용하는 과정에서도 치료자는 흥분된 환자와 대화를 계속 유지해야 한다. 예를 들어, 통증 확인을 통해 골절 등을 예방할 수 있다. 또한 강압치료 진행과정에 대해 환자에게 알려야 한다. 강압치료는 환자와 힘겨루기가 아니라 치료행위라는 것을 기억해야 한다.

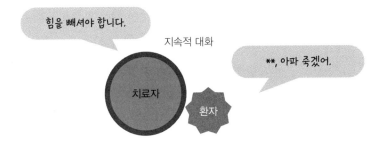

✔ 사례 1

"힘을 빼셔야 덜 아픕니다. 몸을 움직이시면 저희가 더 힘을 쓰게 됩니다."

✔ 사례 2

(이동 중) "스스로 입원하시겠다는 말씀이시지요? 그럼 저희가 팔 억제를 약하게 풀겠습니다. 자, 이 상태로 입원실에 가도록 하겠습니다."

∨ 사례 3

(주사를 놓기 전) "지금 엉덩이에 주사를 놓을 것입니다. 통증이 약간 있을 것입니다. 위험하니 움직이지 말아 주세요."

∨ 사례 4

(문을 통과 시) "방향을 반대로 해서 문을 통과하겠습니다."

∨ 사례 5

(강박하지 않고 격리실에서 있도록 한 후) "빨리 안정을 찾으면 좋겠습니다. 1시간 정도 격리 후 진정이 되면 나오실 겁니다. 물론 한 시간 후에도 진정이 되지 않으시면 추가적인 치료와 격리가 필요할 수 있습니다. 저희가 계속 옆에 있겠습니다. 불편한 것이 있으시면 말씀해 주시기 바랍니다."

아. 개별적 적용/단계적 적용

(1) 강압치료 시행 시 환자의 특징(흥분 정도, 저항 정도, 환자의 신체적 특징, 여성/남성 등) 그리고 치료진의 상황과 특징(치료진 숫자, 치료진의 신체적 특징 등) 등을 보면서 개별적이고 단계적으로 적용해야 한다.

∨ 사례 1: 치료자의 키가 작은 경우

환자의 팔을 제압하기 힘든 경우 치료자의 어깨를 이용하여 팔을 제압한다.

∨ 사례 2: 남성에 대해 트라우마를 가지고 있는 저항이 적은 여성 환자의 경우

여성 치료자가 환자의 양손을 제압하여 이동한다.

∨ 사례 3: 팔이 억제된 상태에서 강하게 저항할 경우

순간적으로 팔 제압술을 변경하여 강한 힘과 순간의 압으로 환자의 저항을 누그러뜨린다.

✔ **사례 4: 통증을 호소하면서 "따라가겠으니 팔 좀 풀어 달라."고 요청할 때**

좀 더 약한 단계의 팔 억제술로 환자를 데리고 간다.

(2) 청소년이나 소아의 경우 힘 조절에 신경 써야 한다. 또한 이 경우 동성
　　치료자가 강압치료를 시행하는 것이 좋다.

(3) 여성일 경우, 강압치료 기술 적용에 있어 좀 더 신중할 필요가 있다. 남
　　성 치료자들에 의해 강압치료가 이루어지더라도, 반드시 1명 이상의 여
　　성 치료자가 강압치료에 참여하거나 강압과정에 동행해야 한다.

자. 안전사고에 유의

(1) 강압치료 시간이 가급적 짧아야 한다. 강압치료가 길어질 경우 필연적으
　　로 환자 신체손상이 많아진다.

(2) 숙련된 기술, 충분한 인력 그리고 안정적 팀워크로 안전사고를 줄일 수
　　있다.

(3) 강압치료 과정 및 직후 환자의 신체적인 상태를 지속적으로 평가해야 한
　　다. 환자와 소통을 하면서 강압치료를 시행해야 한다.

차. 강압치료와 가족

(1) 강압치료 후 가족에게 알려야 한다. 강압치료는 위험한 치료행위다. 부
　　작용(예, 안전사고/트라우마)이 많은 치료방법이다. 부모가 없는 자리(예,
　　입원실)에서 진행되는 강압치료는 반드시 가족에게 알려야 한다.

(2) 간혹 가족이 있는 가운데 강압치료를 시행하는 경우가 있다. 치료자는
　　강압치료 현장에서 가족들을 재빨리 분리시켜야 한다. 강압치료를 결정
　　한 후 가장 먼저 할 것은, 주변에 있는 가족들을 현장에서 멀리 이동시키
　　는 것이다.

(3) 가족들이 강압치료의 현장에 있게 되면 다음과 같은 어려움이 발생한다. 결국 강압치료가 방해를 받게 된다.

  i) 환자는 끊임없이 가족들에게 억제과정의 괴로움과 불편함을 호소하거나, 진행되고 있는 치료(예, 입원)와 다른 치료적 옵션(예, 외래치료)을 제시하게 된다. 가족들은 이에 대해 반응하지 않을 수 없다.

  ii) 가족의 눈치가 보여 강압치료 기술을 제대로 사용할 수 없게 된다.

  iii) 가족들이 강압치료 과정에 개입하게 된다. "선생님, 아들이 아플 것 같아요. 안 아프게 해 주세요."

  iv) 가족들이 환자의 강압치료 모습에 상처를 받게 된다. 또는 치료적인 결정을 번복한다. "우리 애를 저렇게까지 하면서 입원시키고 싶지 않아요. 제가 알아서 할게요. 입원 안 할 거예요."

2) 강압치료 신체기술 원리

가. 치료자-환자 거리

(1) 일반적으로 거리는 '친밀함'과 '의사소통'을 의미하나, 강압치료에서 거리는 '신체적인 안전거리'와 '억제기술 적용거리'로서 의미가 있다.

(2) 환자의 자극을 피하고 치료자의 안전확보를 위해서는 환자와 2보 정도 거리에 있는 것이 좋다(신체적 안전거리). 흥분환자와 1보 이내로 가까이 대면하는 것은 개인 공간 침범 또는 공격신호로 오해되어 환자를 자극할 수 있으며, 환자의 급작스런 공격을 피하기 쉽지 않아 위험하다. 3보 이상 지나치게 멀리 떨어져 있는 거리는 관계 형성의 어려움, 대화의 어려움, 억제기술 적용의 어려움, 환자의 다양한 공격 가능성 등의 측면에서 권하지 않는다.

(3) 일반적으로 2보 정도의 거리에 머물러 있다가, 순간 재빠르게 몸(발)을 환자 쪽으로 옮겨 억제기술을 사용한다(억제기술 적용거리).

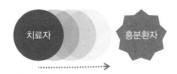

(4) 갑자기 환자가 공격성을 보일 때는 신속히 뒤로 몸을 이동시키면서 안전 거리를 유지해야 한다.

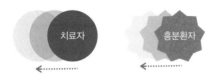

나. 치료자 몸 자세와 시선

(1) 대화 중 환자가 공격적인 태도를 취하려고 하면 치료자의 주발(main leg or foot)을 약간 뒤로 한다. 몸을 약간 측면으로 향하게 한다. 정면으로 서는 것은 기술 사용에도 힘들뿐더러 환자를 자극할 수 있다.

(2) 이때 다리를 약간 벌리고 무릎을 꼿꼿이 세우지 않는다. 순 간적인 힘 사용을 용이하게 하기 위해 무릎을 살짝 굽힌다. 무릎의 탄력을 이용할 수 있어야 한다.

(3) 치료자의 시선은 환자를 향해 있어야 한다. 환자의 눈과 양 어깨를 잇는 삼각형 공간을 주시하되, 환자의 눈, 손, 발의 움직임에도 신경 써야 한다.

(4) 환자가 적극적인 공격 자세를 취할 때 손바닥을 환자 쪽으로 향한 채 손을 허리 높이로 들어올린다. 손을 위아래로 움직이기보다는 팔과 손에 힘을 주며 고정된 자세를 취한다. 이는 공격행동에 대한 강한 자제 메시지다.

(5) 환자가 공격적인 자세로 치료자에게 다가오면 발걸음을 뒤로 하며 안전 거리를 유지한다. 뒤로 이동 중 환자에게서 시선을 떼지 않아야 한다. 이 때 허리 높이에 있던 손을 가슴 높이로 올려 적극적인 방어자세를 취한

다. 환자가 공격적인 행동을 해 오면 방어기술 및 억제기술로 이어 간다.

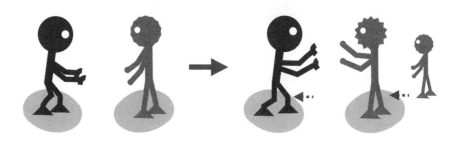

다. 힘 사용의 원리

(1) 효과적인 기술 적용을 위해서는 하체(다리)의 움직임이 중요하다. 흥분 환자 제압 시 상체 위주의 기술을 사용하게 되는데, 적절한 하체의 움직임이 동반되지 않는 상체 기술만으로는 신체 억제기술의 신속성, 안정성 그리고 파워 면에서 어려울 수 있다. 치료자는 자신의 하체와 발의 위치 등에 신경을 써야 한다.

(2) 상대적으로 움직임이 적은 신체 부위를 잡아야 한다. 즉, 손 대신 팔꿈치위, 발 대신 무릎 위를 잡아야 한다. 손과 발을 잡기보다 몸통에 가까운부위(팔꿈치 위, 무릎 위)를 잡아 억제해야 한다. 팔꿈치 위나 무릎 위를억제하면 손과 발의 움직임은 제한되어 제압이 쉬워진다.

∨ 사례

팔을 휘젓는 환자의 경우, 움직임이 많은 손을 잡기보다는 움직임이 적은 어깨 또는 팔을 잡아야 한다.

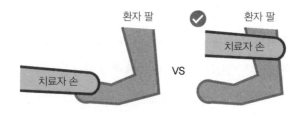

(3) 억제할 때 환자가 움직이지 못하도록 치료자의 몸을 환자에게 바짝 붙이
도록 한다. 치료자의 손뿐 아니라 온몸으로 환자의 움직임을 억제해야
한다. 환자의 손과 몸이 자유로우면 억제가 힘들뿐더러 치료자가 공격
당할 위험이 있다.

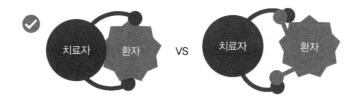

(4) 팔과 손이 몸통과 가까이 있을 때 강한 힘이 나온다. 길게 편 팔의 힘보
다는 몸통 가까이 붙인 팔의 힘이 더 세다. 흥분환자에게 접근하는 것을
무서워하여 멀리서 손을 펴서 환자의 신체를 붙잡으려고 하는 경향이
있다. 이럴 경우 힘이 약하다. 오히려 환자에게 몸을 가까이 하여 강한
힘으로 억제하는 것이 맞다.

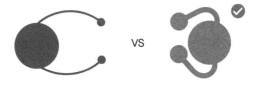

(5) 치료자의 힘으로 흥분환자를 제압하기보다는, 환자의 힘을 이용하는 것
이 좋다. 즉, 환자가 밀면 당기고 당기면 밀어낸다.

✔ 사례 1

환자가 힘으로 치료자를 밀 때 치료자는 본능적으로 환자를 밀게 된다. 이
러한 힘 대결은 서로에게 좋지 않다. 이런 경우, 환자가 미는 방향으로 치료자
의 몸과 발을 뒤로 옮기면서(뒤로 밀려나면서) 방향을 살짝 왼쪽 또는 오른쪽으
로 전환시키며 환자를 재빨리 제압하거나 그 상황을 벗어날 수 있다.

∨ 사례 2

반대로 환자가 치료자의 손을 잡아당기는 경우, 환자를 잡아당기기보다 치료자 몸(발)을 환자 쪽으로 옮기면서(즉, 앞으로 나아가면서) 환자를 제압하거나 환자의 손에서 **빠져나올** 수 있다.

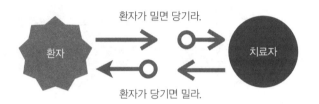
환자가 밀면 당기라.
환자 / 치료자
환자가 당기면 밀라.

(6) 환자의 몸통에서 제일 먼 신체부위에 힘과 기술을 적용한다. 몸통에서 멀수록 저항하는 힘이 약하다.

∨ 사례

의자에 앉아 의자 손잡이를 붙들고 좀처럼 일어서지 않으려는 환자를 일으켜 세워야 할 때, 몸통과 팔을 붙들고 일으켜 세우기보다는 환자의 손가락에 힘과 기술을 사용하는 것이 효과적이다.

라. 조심해야 할 자세와 신체부위

(1) 환자를 바닥에 엎어트리는 방식(prone position)은 가급적 짧은 시간 사용해야 한다. 또한 강하게 압박하지 않아야 한다. 엎어트리는 경우 뇌손상과 호흡곤란의 위험이 있다. 또한 환자의 얼굴을 볼 수 없기 때문에 환자의 상태 평가와 소통에 어려움이 있다. 긴 시간 환자를 억제해야 하는 경

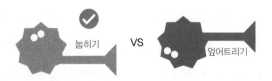
눕히기 VS 엎어트리기

우는 가급적 등 쪽이 바닥에 닿게끔 몸을 눕히는 방법(supine position)을 권한다.

(2) 신체 억제과정에서 목, 머리, 흉부, 복부, 등, 골반 부위 등은 가급적 직접 압박을 가하지 않아야 한다. 입, 코, 귀가 막히지 않도록 해야 한다. 기도 확보, 호흡, 순환이 잘 되어야 하고 의사소통이 가능해야 한다. 가급적 사지를 억제하는 것이 좋다.

3) 팀 기술

가. 제압과 이동의 기본

(1) 최소 4~5명의 치료자가 한 팀이 되어 진행한다(1명의 주치료자, 최소 3명의 억제담당 치료자 그리고 1명의 보조치료자).

(2) 주치료자가 흥분환자와 대화 및 전체적인 강압치료를 리드한다. 2명의 치료자는 환자의 양팔을 제압하고, 1명의 치료자는 환자 뒤에 위치한다. 보조치료자는 만일의 사태에 대비한다. 여성 환자일 경우 치료자 중 1명은 여성이어야 한다.

(3) 뒤에 있는 치료자가 '환자-옆 치료자' 세트의 추진력을 제공하고 방향을 결정하는 것이 좋다.

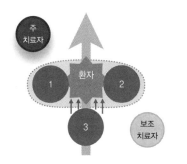

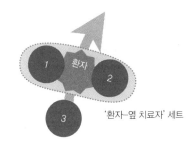

'환자-옆 치료자' 세트

나. 각 치료자의 역할

(1) 주치료자

i) 대화를 통한 진정과정을 진행한다. 대화를 통한 진정이 실패할 경우 강압
  치료를 결정한다.

ii) 흥분환자에게 강압치료의 시작을 알린다.

iii) 다른 치료자들에게 강압치료를 지시한다. 다른 치료자들에게 말로 강압
  치료 시작을 전달할 수도 있고, 정해진 수신호로 알릴 수 있다.

iv) 강압치료 과정 속에서도 지속적으로 환자와 대화를 한다.

v) 강압치료 과정 중 치료자들의 강압치료 기술과 태도를 지시한다.

vi) 보조치료자가 없을 경우 진행 방향에 있는 문을 열어 준다.

vii) 치료자의 숫자가 충분치 않을 때, 주치료자도 억제에 참여할 수 있다.

(2) 옆 치료자(팔 제압 치료자)

 i) 환자 및 치료자의 특성에 맞게 환자의 팔을 제압한다. 팔 제압이 강압치료
  의 기본이다. 때론 양쪽 치료자가 서로 다른 팔 제압술을 적용할 수 있다.

ii) 치료자의 어깨, 몸통, 다리를 환자에게 밀착시킨 후 환자의 몸쪽 방향으
  로 힘을 가한다. 치료자의 손과 몸으로 환자의 손, 팔꿈치, 어깨, 다리 등
  의 움직임을 제한시켜야 한다.

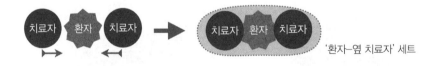

'환자-옆 치료자' 세트

iii) 많은 경우 환자 팔을 제압한 치료자들이 환자를 앞으로 끌고 간다. 그러
  나 환자를 제압하는 것과 환자를 이동시키는 것을 동시에 진행하기 어
  렵다. 이 경우 환자의 저항(예, 전진하지 않으려 몸을 뒤로 뺀다)이 용이해

진다. 팔 제압 치료자들은 환자를 제압하는 것에 우선을 둬야 한다.

iv) 팔 제압 치료자들은 환자의 손공격, 팔꿈치 공격, 머리공격, 다리공격을 받기 쉽다. 이를 방지하기 위해서 팔 제압 양쪽 치료자들은 다음과 같이 한다.

- 머리를 환자 반대편으로 숙인다.
- 팔과 몸으로 환자의 팔꿈치를 제압한다.
- 양쪽에서 몸과 다리를 환자 쪽으로 밀면서 환자의 움직임을 제한한다.
- 환자가 다리로 공격할 때 치료자 다리를 앞으로 위치시켜 공격을 피한다.

(3) 뒤 치료자

i) 뒤 치료자는 자세를 낮춘다. 한손으로는 목을 잡아 환자의 목공격을 방지하고, 다른 손으로는 환자의 허리춤을 잡아 환자를 앞으로 밀고 간다.

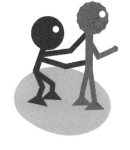

ii) 즉, 뒤 치료자는 '환자—옆 치료자' 세트를 이동시키는 힘과 이동방향을 결정한다. 팔 제압 치료자들이 환자를 제압한 후 뒤 치료자가 '환자—옆 치료자' 세트를 앞으로 이동시킨다. 옆 치료자들은 뒤 치료자의 힘과 방향에 순응하여 이동한다.

(4) 보조치료자

보조치료자는 강압치료 과정에서 발생할 수 있는 부가적인 일의 해결을 돕는다. 환자나 치료자의 물건이 떨어질 수도 있고, 환자의 맨살이 노출될 수도 있고, 가족이나 다른 환자들이 개입될 수도 있다. 재빨리 문을 여는 역할도 해야 한다.

다. 진형

(1) 대치 진형

다른 치료자들은 주치료자가 환자와 대화할 때 주치료자 뒤에 위치한다. 환자가 주치료자에게 집중하도록 도와야 한다.

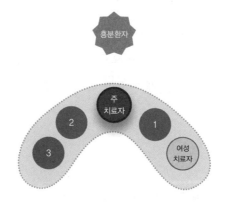

(2) 제압 진형

i) 주치료자가 강압치료를 지시하면 다른 치료자들은 환자의 양옆으로 이동한다. 진형 전체가 환자에게 다가간다. 즉, 주치료자는 환자의 정면에서 접근하고, 다른 치료자들은 환자 양옆에서 환자에게 접근한다.

ii) 환자 옆에서 치료자들이 순차적으로 환자의 양팔을 제압하고, 나머지 1명의 치료자는 환자의 뒤로 신속히 이동하여 환자의 목과 허리를 제압한다.

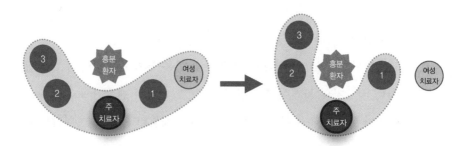

라. 접근법

(1) 주치료자의 강압치료 지시가 전달되면 치료자들은 환자의 옆으로 이동한다. 흥분환자는 자신의 팔을 뺏기지 않으려고 공격하면서 저항하기 마련이다. 이러한 저항을 극복하기 위해서는 환자의 정면이 아닌 측면에서 접근해야 한다.

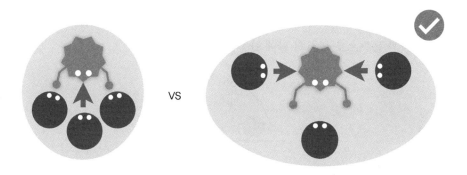

(2) 주치료자는 흥분환자 앞에서 대화를 진행하며 주의를 끌어야 한다. 그래야 다른 치료자들이 환자에게 접근하여 제압하기 쉽다.

(3) 환자 측면에서 접근하는 치료자는 양손을 환자 쪽으로 뻗쳐 환자의 공격으로부터 자신을 보호한다. 이후 뻗친 치료자의 손으로 환자의 목을 제압하고 다른 한 손으로는 환자의 팔을 누른다. 이때 환자의 손을 바로 잡지 않는다. 환자의 팔을 타고 내려오면서 환자의 손을 잡는다. 이후 치료자 양손으로 환자 팔을 억제한다.

(4) 치료자 1명이 환자의 목과 팔을 제압한 직후 환자 옆에 있던 다른 치료자도 재빨리 환자의 반대편 팔을 제압한다.

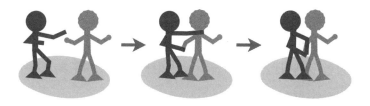

마. 팔 억제법

팔 억제법은 치료자가 팔을 거는 위치, 압통 여부, 이동 방향 등에 따라 다양하게 구분할 수 있다. 다음은 강압치료 현장에서 쉽게 사용할 수 있는 몇 가지 방법이다.

(1) 팔 위로 걸어 압가하기(1번): 가장 기본적인 방법/환자 저항이 심하지 않을 때 사용/환자 팔 위쪽으로 치료자의 팔을 길게 뻗어 제압/치료자의 팔과 몸통으로 환자의 팔에 압을 가하기

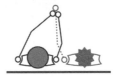

(2) 팔 위로 걸어 압통 주기(2번): 1번의 변형으로 저항이 있을 때 사용/환자의 팔을 과신전시켜 압통 주기

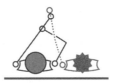

(3) 팔 아래로 걸어 압가하기(3번): 환자 팔 아래쪽으로 치료자의 팔을 넣어 제압하는 방법/환자의 팔꿈치를 뒤쪽으로 위치 후 제압/환자가 주저앉으려 할 때 유용

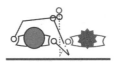

(4) 어깨 걸치기(4번): 치료자의 어깨를 환자 겨드랑이로 집어넣어 들어 올리는 방법/상대적으로 키가 작은 치료자에게 유리/환자 몸이 들어 올려져 발이 지면에서 뜰 수 있음

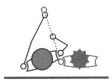

(5) 반대 방향 등 뒤로 제압하기(5번): 환자의 팔을 등 뒤로 제압하는 방법/환자를 뒤로 이동시키는 경우에 사용(환자를 침대에 눕히거나 문 통과할 때)

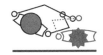

(6) 한 사람이 양손 제압하기(6번): 1명의 치료자가 환자의 양팔을 제압하는 방법/저항이 적은 경우 사용 가능

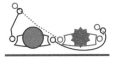

바. 이동과정의 저항과 극복

(1) 이동 거부: 팔을 제압당한 환자가 이동을 거부하는 경우는 흔하다.

i) 옆 치료자들이 환자를 끌고 가려고 해서는 안 된다. 옆 치료자는 환자 몸과 다리의 움직임을 제한하는 데 집중한다.

ii) 뒤 치료자가 환자의 허리부분을 밀어 '환자−옆 치료자' 세트를 전진시킨다.

iii) 때론 팔 제압술의 변경을 통해 환자 저항을 무마시킨다(예, 1번 팔 제압술 시 저항이 있으면 2번 팔 제압술로 변경한다/3번 팔 제압술 시 저항이 있으면 5번 팔 제압술로 변경한다).

(2) 주저앉기: 여성 환자의 경우 자리에 그대로 주저앉아 이동을 거부할 때가 있다.

i) 주저앉아 있는 환자를 옆 치료자들이 팔을 끌어올리는 것은 힘든 일이다.

ii) 환자가 주저앉으려고 할 때 옆 치료자들도 자세를 낮춰 '한 무릎 앉기 자세'를 취한다.

iii) 주저앉은 환자를 옆 치료자들이 서로의 팔을 걸어 일으켜 세운다.

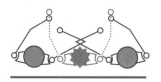

(3) 좁은 문 통과: '환자-옆 치료자' 세트가 좁은 문을 정면으로 통과하기란 쉽지 않다. 또한 환자가 다리로 문틀을 발로 막고 들어가지 않으려고 할 때가 있다.

i) 문을 통과하기 전, 팔 제압법을 변경하면 문 통과가 쉬울 수 있다. 5번 제압술이 문 통과에 용이하다.

ii) 문 통과 시 방향을 바꾸면 문 통과가 쉬워진다. 문 앞에서 180도 회전하여 뒤로 이동하면 저항을 줄일 수 있다. 때론 사선이나 옆으로 이동할 수 있다.

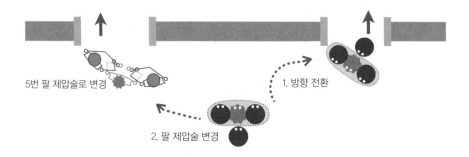

사. 눕히기/엎어트리기

격리실에서 주사를 놓거나 강박을 시행하기 위해서는 환자를 침대(또는 바닥)에 눕힌다(때론 엎어트린다).

(1) 침대 앞에서 5번 팔 제압법으로 바꿔 환자를 침대에 앉힌 후 몸 방향을 틀어 반듯이 눕힌다.

(2) 바닥에 엎어트릴 경우, 뒤 치료자가 환자의 무릎 위를 감싸 밀면서 환자를 엎어트린다. 이때 옆 치료자들은 환자가 엎어지는 속도를 조절하여 부상을 방지한다.

아. 주사

(1) 주사기를 환자에게 보이지 않는다. 주사기를 보였을 경우 환자가 흥분할 수 있다.

(2) 주사 후 바늘 관리에 유념해야 한다. 몸싸움이나 격한 움직임이 발생하는 경우 주사바늘에 찔리는 경우가 있다. 주사를 놓은 간호사는 가급적 빨리 주사기를 가지고 밖으로 빠져나가는 것이 좋다. 이때 주사 부위의 마사지는 다른 사람이 할 수 있다.

자. 특별 상황에서의 억제 및 이동

(1) 침대에서 저항할 때: 침대에 앉아 있거나 누워 있는 환자에게 강제적으로 주사를 놓아야 하는 경우가 있다. 주사를 놓기 위해서는 환자를 엎드린 자세로 만들어야 한다.

　i) 환자 측면으로 접근하여 환자의 목과 팔을 제압하며 환자 옆에 앉는다.

　ii) 환자의 양다리 사이에 치료자 팔을 넣는다.

　iii) 치료자가 한 팔로 환자의 상체를 누르면서 환자 상체를 침대와 일치하게 방향으로 돌린다. 동시에 양다리 사이에 넣은 다른 한 팔로 환자의 몸을 돌린다.

(2) 의자에 앉아 일어나지 않으려 할 때: 의자 손잡이를 붙잡고 일어나지 않는 경우가 있다.

i) 치료자들은 환자의 팔이나 몸을 잡고 일으켜 세워 본다. 간혹 성공하는 경우가 있으나 많은 경우 실패한다.

ii) 2명의 치료자가 의자에 앉아 있는 환자 양쪽 측면에 바짝 접근한다.

iii) 치료자는 손바닥(또는 주먹)에 자신의 체중을 실어 의자 손잡이를 잡고 있는 환자 손등에 압(통)을 가하여 손잡이에서 손이 약간 떨어지게 한다.

iv) 치료자의 양손으로 환자의 엄지손가락을 손잡이에서 뗀 후 다른 손가락들을 마저 뗀다.

v) 의자 손잡이에서 분리된 환자의 손을 치료자의 양손으로 잡고 환자 팔을 앞으로 쭉 펴서 의자 손잡이에서 멀어지게 한다.

vi) 환자 팔을 제압한 후 환자를 일으켜 세운다. 환자가 일어나기를 거부할 경우 치료자들이 서로의 팔을 걸어 환자를 들어 일으켜 세운다.

(3) 누워서 일어나지 않으려 할 때

i) 환자의 손을 잡고 일으켜 세워 볼 수 있다. 성공하는 경우도 있으나 많은 경우 실패로 끝난다.

ii) 2명의 치료자가 환자 옆에서 머리 위쪽으로 접근한다. 치료자의 얼굴은 환자 다리 쪽을 향한다.

iii) 치료자는 '한 무릎 앉기 자세'를 취한 후 한 손으로 환자의 팔을 옆으로 길게 펴서 바닥에 눌러 고정한다.

iv) 환자의 어깨 밑으로 치료자의 다른 팔을 집어넣는다.

v) 환자 어깨 밑으로 집어넣은 치료자의 팔을 쭉 펴면서 환자 다리 쪽으로 향하게 한다. 이때 치료자의 몸을 앞으로 약간 이동한다. 환자의 몸이 지렛대 원리에 의해 일으켜 세워진다. 양쪽 치료자가 동시에 진행한다.

vi) 앉아 있는 환자를 치료자들이 서로의 팔을 걸어서 일으켜 세운다.

(4) 강압치료에서 성적인 이슈: 강압치료에서 신체적인 접촉은 필연적이다. 성적인 이슈가 발생할 수 있다. 다음의 원칙이 도움이 될 수 있다.

i) 강압치료에 대한 표준화된 지침과 그 지침에 따른 강압치료 시행

ii) 동성 치료자의 강압치료 참여 또는 위기반응팀 중 동성 치료자 포함(예, 여성 환자 팔 제압 치료자 또는 보조치료자가 여성 치료자)

iii) 적절한 제압술의 선택(예, 치료자들이 서로의 팔을 걸어 일으켜 세우는 제압술은 여성 환자에게 불편할 수 있다.)

iv) 환자의 신체노출 최소화 또는 이성 치료자로부터 보호(예, 주사 시 남성 치료자의 시선 돌리기/여성 환자 신체노출 시 여성 보조치료자의 개입/담요 등 이용)

치료자는 강압치료 관련 팀 기술에 대해서 훈련되어 있어야 할 뿐 아니라, 기본적으로 자신의 몸을 보호할 수 있는 기술, 즉 위험으로부터 벗어날 수 있는 호신술에 대해서도 훈련되어 있어야 한다. 이 책에서는 정신과 치료자에게 유용한 호신술 기술에 대해서는 다루고 있지 않다.

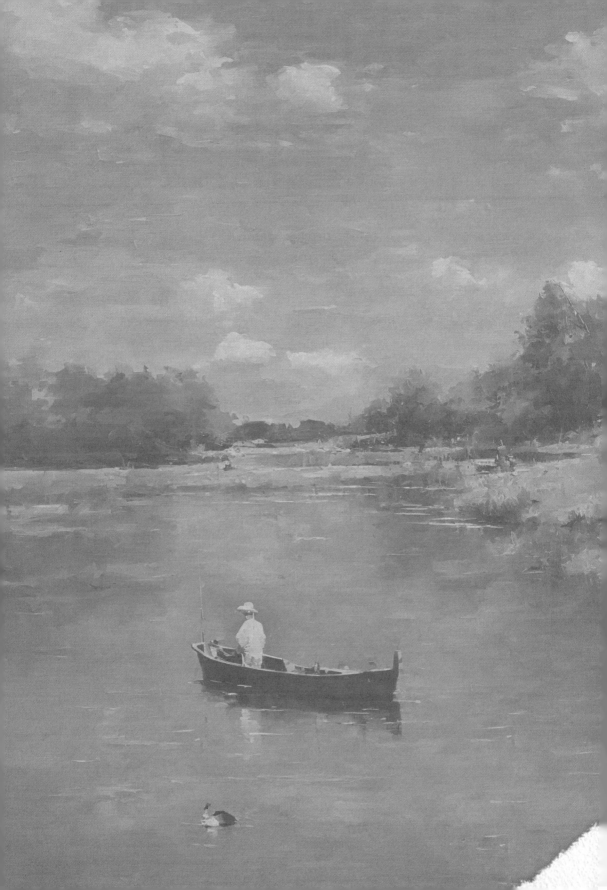

5 | 장

위기반응팀

1. 위기반응팀의 운영

1) 병원 내 응급상황만을 전담하는 위기반응팀을 따로 운영하는 것은 쉽지 않다. 대부분의 병원에서 하고 있듯이, 현장 치료자에 의한 1차 진정과정 이 실패하면 남성 치료자(주로 보호사)로 구성된 위기반응팀이 호출을 받 아 응급상황에 대처하게 된다(CPR 팀의 운영과 유사하다).

2) 병원 내 모든 치료자들이 정기적인 안정화치료 훈련을 받아야 하지만, 위 기반응팀에 참여하는 치료자들은 별도의 훈련(특히 신체기술 훈련)을 반 복적으로 받아야 한다.

3) 치료자들이 위기반응팀에 당번제로 참여하는 것이 좋다.

4) 병원 내에 응급콜 시스템이 있어야 한다. 병원 곳곳에 흩어져 있는 위기 반응팀원에게 흥분사건 발생을 신속하게 알릴 수 있어야 한다(예, 전화, 무전기, 핸드폰 등)

2. 위기반응팀의 구성

1) 대화를 통한 진정을 진행하는 주치료자와 주변 현장정리와 강압치료를 시행하는 남녀 치료자들로 구성된다.

2) 상황에 따라 위기반응팀 구성 숫자가 달라질 수 있으나, 적어도 4명에서 6명으로 구성되어야 한다. 흥분환자의 체구과 흥분의 정도 그리고 병원 인력 상황에 따라 달라질 수 있다.

3) 주치료자는 대화를 통한 진정과정을 진행할 수 있어야 하며 동시에 강압 치료 기술도 잘 사용할 수 있어야 한다.

4) 위기반응팀은 강압치료 기술 습득이 잘 되어 있어야 한다. 이를 위해 위기반응팀은 정기적으로 안정화치료 훈련를 받아야 한다. 훈련을 받지 않는 치료자들이 강압치료 과정에서 다치기 쉽다. 또한 강압치료 과정에 방해가 되기도 한다.

5) 안정화기법은 정교한 팀워크가 필요한 치료과정이다. 많은 숫자와 좋은 체격의 치료자들보다 더 중요한 것은 기술과 팀워크다.

6) 남성으로만 구성된 위기반응팀이 기술과 파워 측면에서는 좋을 수 있으나, 위기반응팀에는 최소 1명의 여성 치료자가 포함되어 있는 것이 좋다. 가벼운 강압치료는 여성 치료자가 시행하는 것이 나을 때가 있다. 남성 치료자들에 의해 진행되는 강압치료 현장일지라도 여성 치료자가 보조 치료자로서 함께해야 한다.

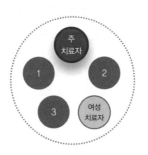

3. 위기반응팀의 현장활동

1) 현장도착 및 브리핑

위기반응팀은 현장에 도착 후 현장 치료자로부터 환자 및 상황에 대한 정보를 전달받는다.

2) 안정화치료 진행

가. 위기반응팀은 각자의 역할을 정한 후 안정화치료를 진행한다. 주치료자가 대화를 진행하고 다른 치료자들은 강압치료를 대비한다.

나. 흥분환자와 관계가 형성된 치료자(주치의, 수간호사)가 주치료자가 되어 면담을 진행하는 것이 좋다. 저녁이나 밤시간대에는 간호사 또는 숙련된 남성 치료자가 주치료자가 되어 대화를 진행해야 할 수 있다. 주치료자는 평가, 대화를 통한 진정, 강압치료 결정 등의 역할을 감당해야 한다.

다. 다른 치료자들은 주치료자와 흥분환자의 면담에 주시하면서 혹시 벌어질지 모르는 응급상황에 대비한다. 또한 면담 상황을 주변으로부터 보호해 주는 역할도 해야 한다(다른 환자 접근 방지, 소음 통제 등). 주치료자가 놓치고 있는 정보가 있으면 주치료자에게 전달해 줘야 한다.

라. 흥분환자와 첫 만남일 경우, 주치료자는 반드시 자신을 소개한 후 면담을 진행해야 한다. 위기반응팀의 치료자들도 소개하며 환자의 경계심을 풀도록 돕는다.

∨ 사례

"안녕하세요. 저는 이 병원 의사 ○○○입니다. 제 옆에 계신 분들은 저와 함께 이 병원에서 일하고 계시는 치료자들입니다. 잠깐 이야기를 할 수 있을까요?"

마. 주치료자가 강압치료 시작을 모호하게 알리는 경우가 있다. 주치료자는 위기반응팀원들에게 강압치료 시작을 분명히 알려야 한다. 또한 주치료자가 강압치료 시작을 알리지 않았음에도 다른 치료자들이 강압치료를 시작하는 경우가 있다. 반드시 주치료자의 결정을 따라야 한다.

✔ 사례

"○○ 님의 협조가 어려워 다른 선생님들이 격리실로 모시고 갈 것입니다. 자, 선생님들 지금 모시고 가시죠."

✔ 사례

주치료자가 강압치료 결정을 망설이고 있다. 경험 많은 다른 치료자가 나선다. "자, 갑시다. 이야기도 얼추 하신 것 같으니 우리가 모시고 갈 테니 따라오세요. 보니까 입원이 필요하겠고만요." (주치료자는 신속한 결정을 해야 했고, 다른 치료자는 주치료자의 결정을 기다려야 했다.)

바. 강한 저항이 예상되는 경우에 주치료자는 사전에 약속된 수신호나 눈짓으로 강압치료 시작을 알린다. 주치료자의 신호에 따라 위기반응팀은 강압치료를 진행한다.

✔ 사례

"○○ 씨가 스스로 입원하시도록 기다렸습니다만 거절하시니 저희가 어쩔수 없이 ○○ 씨를 직접 모시고 가겠습니다. (눈짓을 하면서) 선생님들 도와주시죠."

사. 주치료자가 면담을 진행할 때 다른 치료자들이 환자에게 말을 하곤 한다. 가급적 강압치료 시작 전까지는 환자와의 소통을 주치료자에게 맡기는 것이 좋다. 강압치료를 진행할 때도 위기반응팀원들이 동시다발로 환자에게 말을 하곤 하는데, 치료자 입장에서는 한두 마디지만 환자 입장에서는 많은 사람을 상대를 해야 하는 다소 혼란스런 상황이다. 가급적 주치료자를 제외한 다른 위기반응팀의 팀원은 강압치료 진행에 필요한 말 외에는 환자와의 소통을 자제하는 것이 좋다.

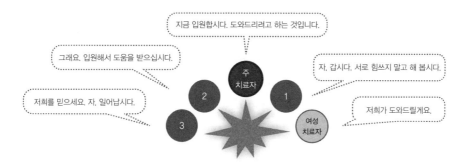

아. 주치료자가 판단을 잘못하거나 진정과정의 진행이 더딜 때에는, 경험 많은 다른 치료자가 주치료자에게 양해를 구한 후 주치료자로 자청해서 진정과정을 진행해도 된다.

자. 주치료자가 받는 심적인 부담과 위험부담에 대해 다른 치료자들이 언어적 및 비언어적 방법으로 지지해 줘야 한다.

3) 디브리핑(de-briefing) 및 업무복귀

환자가 진정이 된 후(또는 격리된 후) 진정과정에 참여했던 치료자(위기반응팀+현장 근무자)들이 잠시 모인다. 치료자들의 신체적 및 정서적 어려움을 서로 확인하고 진정과정에 대해 피드백을 한다. 이후 각자의 업무에 복귀한다.

∨ 사례

주치료자: 다들 수고하셨어요. 환자가 흥분한 가운데서도 잘 협조해 주셨네요. 비교적 빨리 그리고 안전하게 끝난 것 같습니다만…… 혹 다치신 분 없으세요? 김 선생님 발길질 당하실 뻔했는데 괜찮으세요? 환자가 욕을 많이 했었는데 마음 상하지는 않으셨지요? 혹시 오늘 안정화치료 과정에 대해 언급하고 싶은 부분이 있을까요?"

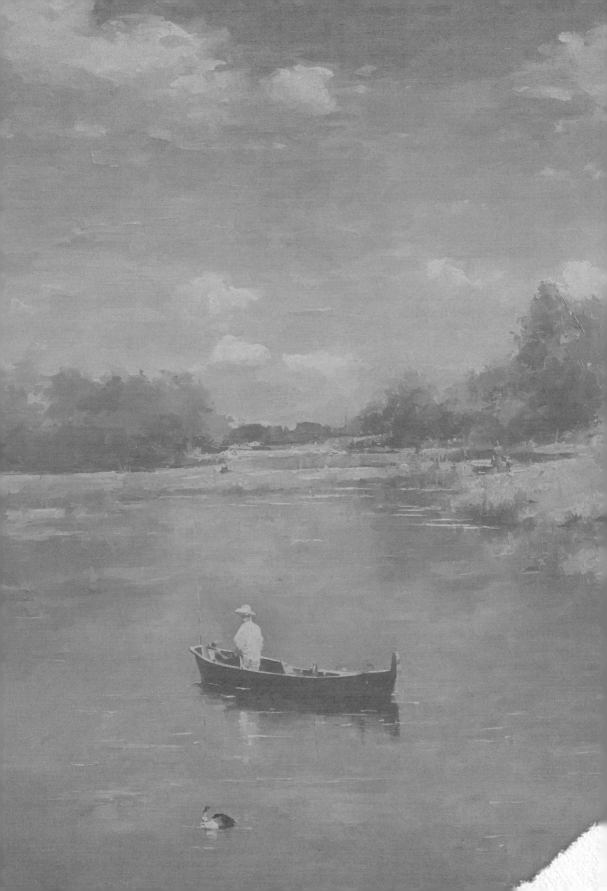

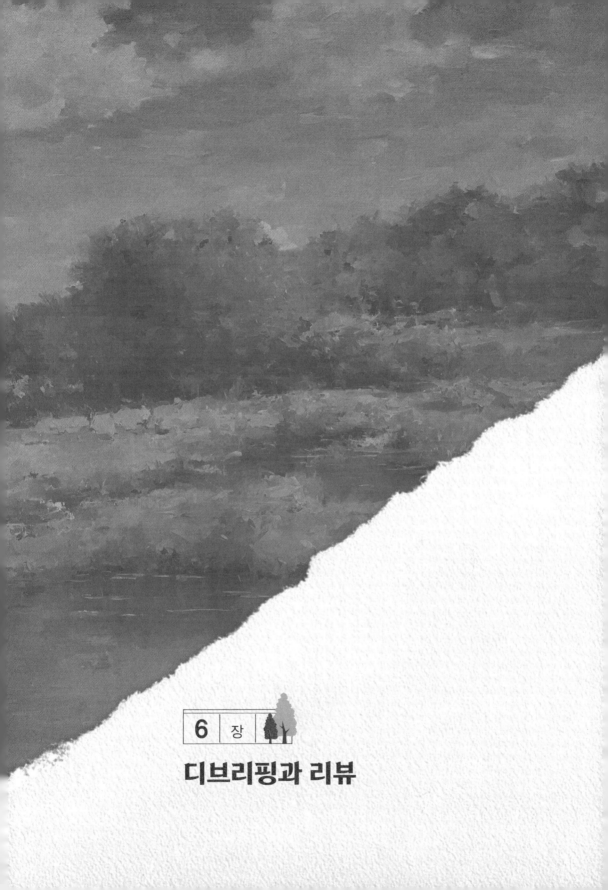

6 장

디브리핑과 리뷰

강압치료는 병원에서 일어나는 사소한 사건이 아니다. 강압치료는 흥분환자의 신체와 심리뿐 아니라 이후 치료과정에 영향을 주는 중요한 사건이다. 또한 치료라는 이름으로 환자의 인권이 제한되고 물리력이 행사되는 민감하고 위험한 사건이다. 이러한 중요한 사건이 발생한 후 어떠한 리뷰와 보고도 없이 사건을 종결지어서는 안 된다.

강압치료 후 치료자와 환자는 흥분사건과 강압치료를 리뷰하며 강압치료가 환자의 신체와 심리에 미친 영향을 최소화해야 한다. 흥분사건이 재발하지 않도록 함께 대비책을 세워야 한다. 강압치료 후 치료자들끼리의 디브리핑 과정을 통해 정서적 지지, 기술적 피드백, 팀워크 재정비, 치료환경 평가 등을 해야 한다. 병원리더십에 강압치료가 보고되어야 한다. 이러한 리뷰와 보고과정을 통해 환자, 치료자 그리고 병원 전체가 흥분사건에 대한 건강한 대처에 대해 배우게 되고, 비강압치료의 중요성과 강압치료의 제한적 사용에 대한 인식을 공유하게 된다.

1. 강압치료 후 환자의 심리상태

강압치료 후 환자는 다양한 심리상태를 경험한다. (다음은 환자의 관점에서 정리하였다.)

1) '강박의 경험은 미칠 것 같았다. 격리가 공포스럽다. 주사를 맞으니 온몸에 힘이 없다. 다시는 그런 경험을 하고 싶지 않다. 무섭고 두렵다.'

2) '어떠한 저항도 소용이 없었다. 무서운 치료자들이 우르르 몰려들어 제압

하니 꼼짝할 수 없었다. 무력했다.'

3) '다른 사람들이 보는 앞에서 끌려갔다. 죄인 취급을 받는 것 같았다. 모멸
감을 느꼈다.'

4) '치료자들은 나를 이해하지 못한다. 내가 화냈다는 이유로 나를 격리/강
박한다. 더 이상 저 치료자들에게 치료받을 수 없다. 믿을 수 없다.'

5) '내가 잘못한 것이 없다. 격리/강박은 너무 부당한 처사다. 왜 치료자들
마음대로 나의 자유를 제한하는가? 분노가 치민다.'

6) '그래, 해 보라지. 누가 이기나 보자. 갈 때까지 갈 거야. 어디 또 가둬 봐.'

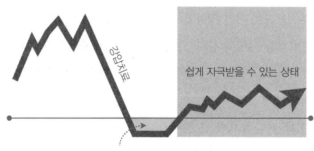

강압치료 후 과진정/과소모 상태

2. 강압치료 후 치료자의 상태

강압치료 후 치료자는 다음과 같은 경험을 하게 된다.

1) 치료자는 강압치료 시간 동안 과도한 긴장을 하게 된다. 일시적으로 강한
힘을 사용한다. 강압치료 후 치료자는 신체적 소진 상태가 된다.

2) 신체뿐 아니라 심리적 소진상태다. 환자의 거친 언행에 감정적으로 반응
하지 않으려 애썼다. 환자의 흥분을 진정시키기 위해 정신적 에너지를
많이 써야 했다.

3) 환자의 공격적인 말과 행동으로 상처를 받은 상태다.

4) 강압치료 과정에서 보였던 자신의 언행에 대한 반성이 진행된다. 이 모든 결과가 자신 때문인 것 같고, 주변에서도 그렇게 여기는 것 같다. 주변 치료진과 환자들의 눈치를 본다.

5) 안정화치료에 참여한 치료진에 대해 불편한 마음이 있다. 팀워크에 대한 아쉬움이 있다.

6) 강압치료 후 흥분환자에 대한 마음이 복잡하다. 미안함과 두려움이 주된 감정이다.

7) 환자와의 관계 및 흥분재발에 대한 염려가 있다.

3. 디브리핑의 필요성과 목적

1) 강압치료는 진정한 진정이 아니다. 흥분하지 못하게 신체와 공간을 제한했을 뿐이다. 주사는 환자의 흥분한 뇌를 진정시켰을 뿐이다. 흥분의 원인파악과 개입이 없었다. 온전하게 문제를 해결하지 못했다. 뒤늦게라도 디브리핑을 통해 흥분사건에 대한 평가 및 원인에 구체적으로 개입해야 한다. 재발방지에 대한 논의가 있어야 있다. 그래야 흥분사건이 제대로 정리될 수 있으며 추후 재발하지 않을 수 있다.

2) 또한 강압치료는 환자에게 잊지 못할 트라우마를 주었다. 인생을 살아오면서 강압치료 과정과 유사한 억제/격리/강박을 경험한 사람은 흔치 않다. 이런 엄청난 트라우마에 대한 치료적 접근이 필요하다.

3) 많은 환자는 강압치료를 벌로 여긴다. 강압치료 후 치료자를 멀리 한다. 치료적 관계가 일시적으로 위기상태다. 강압치료 후 치료적 관계 회복을 위한 노력이 필요하다.

4) 강압치료를 시행한 치료자들에게 강압치료 시간은 신체적 · 정서적으로

힘든 시간이다. 치료자의 신체적 및 정신적 손상의 평가 및 회복이 필요하다. 또한 강압치료 신체기술 및 팀워크에 대한 평가가 필요하다.

4. 디브리핑의 종류와 내용

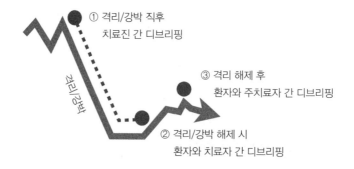

① 격리/강박 직후
  치료진 간 디브리핑

③ 격리 해제 후
  환자와 주치료자 간 디브리핑

② 격리/강박 해제 시
  환자와 치료자 간 디브리핑

격리/강박

1) 격리/강박 직후 치료자 간 디브리핑
(위기개입팀+병동치료자들)

강압치료 후 위기반응팀과 병동치료자(흥분사건 발생 장소 근무자)들이 모여 서로의 신체적 및 정서적 어려움을 확인한다. 진정과정에 대해 피드백을 한 후 각자의 업무에 복귀한다.

치료자 간 디브리핑 시 다음을 주의해야 한다.

가. 강압치료 후 치료자의 마음은 복잡하다. 이러한 복잡한 마음에 대한 환기 유도, 공감과 정서적 지지 등을 통해 치료자가 안정을 찾도록 돕는다.

나. 팀워크에 대한 문제를 언급할 수 있다(예, 비강압치료의 시간 부족, 억제 이동 시 팀워크 등).

다. 치료자 간 비난하는 시간이 되어서는 안 된다. 지지적인 분위기를 유지하는 것이 좋다. 리더가 잘 이끌어야 한다.

라. 어떤 치료자의 태도나 기술에 문제가 있을 경우, 디브리핑 자리에서 그 문제점을 직간접적으로 언급할 수 있으나 신중할 필요가 있다. 여러 치료자들이 있는 자리에서, 위험을 무릅쓰고 최선을 다해 강압치료에 임한 치료자에게 잘못을 지적하는 것은 여러 면에서 좋지 않다. 가급적 리더는 어느 정도 시간이 흐른 후 그 치료자와 별도의 자리를 마련하여 그 치료자의 태도와 기술을 지적할 수 있다. 또는 훈련프로그램에 참여토록 배려할 수 있다.

2) 격리/강박 해제 시 환자와 치료자 간 디브리핑

격리/강박 해제 시 환자에게 지지적으로 접근하는 것은 부담스러운 일이기도 하다. 치료자의 복잡한 마음과 환자의 더욱 복잡한 마음이 자칫 사무적인 만남(예, 조용한 안내와 힘없는 순응)을 연출한다. 그러나 격리/강박 해제 순간은 중요한 치료적인 순간이 될 수 있다. 이 순간을 놓쳐서는 안 된다.

가. 격리/강박 해제 시 환자의 신체적 상태를 면밀히 평가해야 한다. 문제 발견 시 즉각적이고 적극적인 조치가 필요하다.

나. 격리/강박 후 흥분환자의 진정 정도를 파악하고, 추가 흥분가능성에 대해서도 평가한다.

다. 흥분사건과 강압치료에 대한 환자의 이야기를 경청하며 정서적으로 지지해야 한다. 짧은 순간일지라도 환자의 무력감, 모멸감, 불신, 분노 등의 감정을 다뤄 주면 좋다.

라. 입원 직후 격리/강박을 당한 환자의 경우, 정신과 병원에 대한 첫인상이 무서움 그 자체일 수 있다. 정신과 병원의 치료가 안전하다는 것을 느낄 수 있도록 노력해야 한다. 격리/강박 직후 치료진의 따뜻한 태도, 친절

한 설명, 섬세한 돌봄이 환자의 첫인상을 바꿀 수 있다.

마. 다음은 격리/강박 해제 시 치료자들이 환자에게 흔히 하는 말들이다.

∨ 사례: 격리/강박 해제 시 치료자는 다음과 같은 디브리핑을 유도할 수 있다.

"어디 아픈 곳은 없으신지요? 다치지는 않으셨나요?" "격리실이 답답하고 불편하셨지요?" "억제과정에서 많이 힘드셨지요? 저희도 마음이 편치 않았습니다." "아까 무슨 일이 있으셨나요?"

∨ 사례: 격리/강박 해제 시 다음과 같은 지시적이고 사무적인 태도를 조심해야 한다.

"앞으로 격리실에 들어오지 않도록 잘해 봅시다." "앞으로는 그러지 마세요. 얼른 방으로 들어가세요." "시간 되었으니 나오세요."

3) 격리 해제 후 환자와 주치료자 간 디브리핑

강압치료 후 주치료자는 환자와 만나 흥분사건/강압치료 전반에 대해 리뷰한다.

가. 흥분사건의 발생과정에 대해 리뷰한다

(1) 흥분발생과 관련된 환자의 내부/외부 요인, 즉 환자의 심리적 어려움(예, 부모님에게 버림받은 느낌)과 현실적 문제(예, 전화제한)를 다룬다.

(2) 전반적인 내부/외부 요인에 대한 치료적인 계획을 세운다(예, 부모님의 잦은 면회/증상조절을 위한 약물조정).

나. 흥분조절 및 강압치료 과정에 대해 리뷰한다

(1) 환자의 흥분조절 노력에 대해 듣고 피드백한다. 향후 흥분사건 재발을 막기 위한 구체적인 방법에 대해 논의한다(예, 대화 요청하기/비상약 요청

하기).

(2) 흥분조절 과정에서 보인 치료진의 언행에 대한 환자의 피드백을 듣는다. 관련된 정서적인 어려움을 다룬다(예, "제 말을 전혀 들어 주지 않고 선생님 말씀만 하시잖아요." "제 팔을 비트시는 거예요. 아프다고 말했음에도 계속 그러는 거예요.").

다. 디브리핑 시 다음을 주의해야 한다

(1) 주치료자들은 바쁘다는 이유로 디브리핑을 하지 않을 때가 많다. 반드시 디브리핑을 해야 한다. 격리/강박 후 가급적 빠른 시간 내에 환자와 만나 디브리핑을 해야 한다.

(2) 환자가 흥분과 강압과정에 대해 자신의 이야기를 충분히 할 수 있도록 시간을 줘야 한다. 트라우마를 치료하는 시간임을 잊지 말아야 한다.

(3) 환자의 잘못한 부분만 주제를 삼아서는 안 된다. 환자를 꾸짖기만 해서도 안 된다. 디브리핑하는 치료자는 판사가 되어서는 안 된다. 평소 마음에 쌓여 있던 말을 쏟아내는 잔소리꾼이 되어서는 안 된다.

(4) 환자의 언행에 대한 타당화와 환자의 정서에 대한 공감이 필요하다. 환자의 잘못이 크다 할지라도, 환자에게 칭찬할 부분이 분명히 있다. 그 부분에 대해 칭찬과 격려를 해야 한다. 치료자는 변화를 가져오는 자다. 공감과 칭찬이 있어야 보다 빨리 변화할 수 있다. 특히 격리/강박 해제 직후의 공감과 칭찬은 환자에겐 당황스러우나 강력한 치료제가 될 것이다.

(5) 흥분사건을 통해 환자가 성장하도록 도와야 한다. 치료자는 환자가 흥분사건을 다양한 관점에서 바라보록 도와야 한다. 이러한 과정을 통해 환자는 자신에 대한 이해가 깊이질 수 있고 감정조절의 필요성과 그 방법에 대해 배우게 된다.

(6) 환자의 이야기를 듣다 보면 흥분과정에 개입했던 다른 치료자에 대해 불편한 마음이 생길 수 있다. 환자의 관점에 휘둘리지 않도록 해야 한다.

5. 보고와 정기적인 리뷰

강압치료 후 사건 보고서가 작성되어야 하며 전체 치료진들과 병원리더십에 보고해야 한다.

1) 보고서의 내용과 보고 절차

가. 강압치료 후 병동 책임자가 주도하여 흥분사건 및 강압치료에 관여된 치료자들과 함께 흥분사건과 강압치료 과정에 대한 리뷰를 진행한다. 이를 정리하여 보고서를 작성한다.

나. 보고서 내용에는 흥분환자에 대한 정보, 흥분사건 촉발요인, 흥분사고의 구체적인 내용, 치료진의 개입과정, 강압치료 시행내용, 보완사항 및 향후 대책 등에 대해 기록한다.

다. 치료진들의 정기적인 회의 때 강압치료로 이어졌던 흥분사건에 대해 보고 및 토론한다.

2) 보고와 리뷰의 어려움

가. 보고서 작성과정, 회의 시 보고과정 그리고 치료진 간 토론과정은, 보고서를 준비하는 치료자나 흥분사건과 관련이 있는 치료자에게 상당히 부담스럽다. 자신과 조직의 부족함이나 무능함을 드러내는 것 같고, 다른 치료자들에게 비난을 받을 것 같아 피하고 싶어진다. 때론 상처로 남아 있어 다시 꺼내서 이야기하는 것이 힘들 수 있다. 그래서 형식적인 보고서 작성과 피상적인 보고/토론 과정이 되기 쉽다.

나. 구체적이고 사실에 근거한, 실제적인 그리고 용기 있는 보고서가 되어

야 한다.

다. 보고와 토론은 따뜻하고 지지적이면서도 객관적인 시간이 되어야 한다.

3) 강압치료에 대한 정기적인 리뷰

가. 1년에 한 차례 이상 강압치료에 대한 리뷰를 정기적으로 진행한다. 병원 리더십을 포함 전 직원이 함께 해야 한다.

나. 안정화치료 관련 책임자가 병원에서 발생한 강압치료의 횟수, 방법, 시간, 이유 그리고 강압치료에 따른 안전사고 등에 대한 자료를 정리하여 보고한다.

4) 보고/토론/정기적인 리뷰의 효과

가. 보고서 작성에 참여한 치료자(흥분사건/강압치료에 직접 개입한 치료자)들은 발생한 흥분사건을 종합적으로 이해할 수 있는 기회를 갖게 된다. 또한 그 환자에 대한 전체적인 치료과정을 객관적으로 돌아보는 시간을 갖게 된다.

나. 토론과정에 참여한 치료자들은 흥분사건에 대해 다시금 배우게 된다. 자신의 부족한 태도와 안정화기술에 대해 점검하게 된다.

다. 정기적 리뷰를 통해 병원의 안정화치료 시스템을 점검하게 된다. 또한 건강한 치료환경의 중요성, 조기개입의 중요성, 비강압치료의 중요성, 강압치료의 부정적 영향 그리고 교육의 필요성에 대해 다시금 생각하게 된다.

라. 이런 과정을 통해 궁극적으로 흥분사건 발생 감소, 강압치료 감소, 안전사고 감소, 치료환경 개선 등의 효과가 발생한다.

5) 강압치료 사실을 가족에게 통보

강압치료 후 가족에게 알려야 한다. 가족에게 강압치료를 알려야 하는 이유는 다음과 같다.

가. 강압치료는 비록 치료이기는 하나, 환자의 인권과 정신/신체 건강에 대한 주요한 사건이다. 보호자는 이에 대해 알 필요가 있다.

나. 강압치료의 사실을 보호자가 늦게 알 경우 치료적인 관계 측면과 법적인 측면에서 서로 불편해질 수 있다(특히 강압치료로 발생한 환자의 신체적인 손상을 뒤늦게 확인할 경우).

다. 환자와 치료진 모두 흥분사건과 강압치료에 대해 무겁게 받아들이게 되면서 흥분사건과 강압치료의 빈도가 줄어들 수 있다.

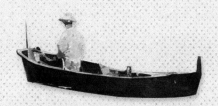

PREVENTION AND MANAGEMENT OF VIOLENCE AND AGGRESSION

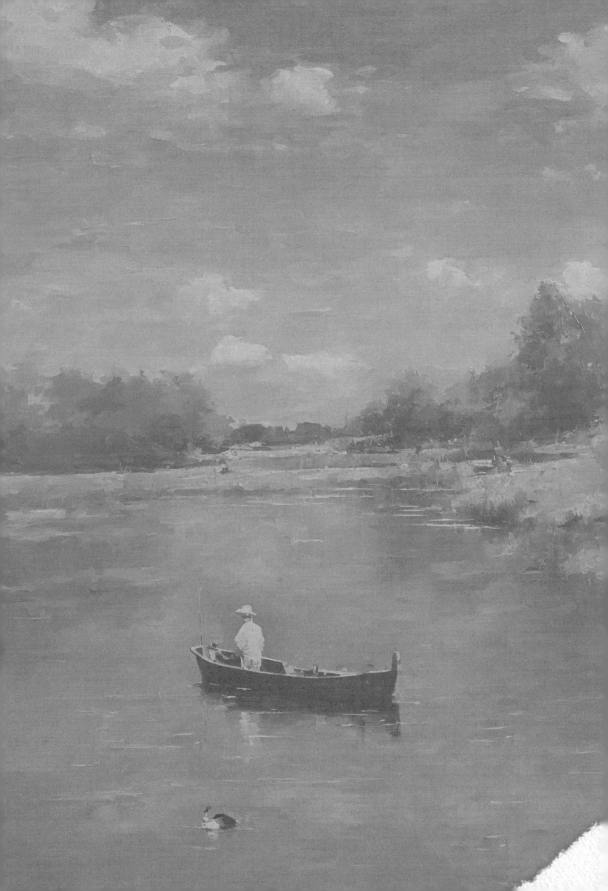

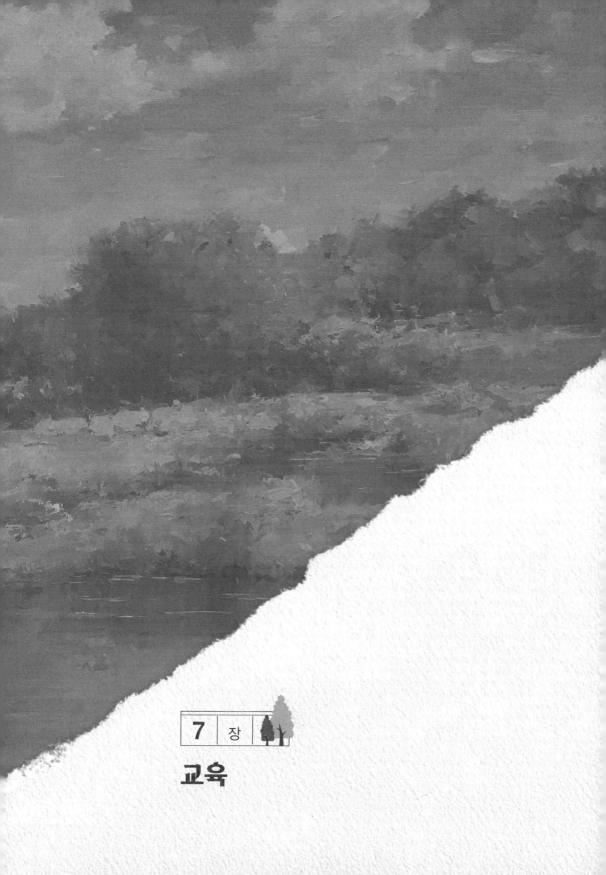

7 장

교육

안정화치료 정착 및 유지를 위해선 지속적인 교육이 필요하다. 또한 교육을 준비하고 주관할 병원 내 안정화치료 위원회가 있어야 한다.

1. (병원 내) 안정화치료 위원회 구성

1) 구성원

가. 환자를 직접 대면하는 치료자 중심으로 구성

나. 최소 4인 이상으로 구성(교대근무 고려)

다. 안정화치료에 대한 심층교육을 이수한 치료자들로 구성

2) 위원회 역할

가. 정기적인 병원 전체 치료자 대상 원내 안정화치료 교육 주관

나. 정기적인 위기반응팀 대상 신체기술 훈련 주관

다. 병원에서 발생한 강압치료 관련 데이터 수집

라. 정기적인 강압치료 보고회 진행

마. 병원 상황에 맞는 안정화치료 기술 개발

2. 교육 대상

1) 환자를 직접 대면하여 지속적 또는 적극적 치료행위를 하는 치료진(의사,
   간호사, 간호조무사, 보호사, 사회복지사, 작업치료사, 임상심리사 등)
2) 환자와 대면하되, 단회성 또는 부분적 서비스를 제공하는 치료진(원무과,
   약국, TMS 치료사, 뇌파 검사자 등)
3) 간헐적으로 강압치료 현장에 참여하는 치료자(행정팀, 시설팀 등)
4) 병원의 리더십

3. 교육 목표

1) 흥분/갈등에 대한 이해
2) 치료적 환경과 치료자 태도의 중요성에 대한 이해
3) 비강압치료에 대한 지식/기술 습득
4) 강압치료 과정에 대한 지식/기술 습득

4. 기대되는 교육 효과

1) 강압치료 과정에서 겪는 환자의 신체적/심리적 어려움에 대한 치료자들
   의 인식 개선
2) 치료자 태도, 의사소통 기술, 면담기술 등의 교육과 훈련을 통한 치료자
   로서의 자기성장
3) 치료자들의 비강압치료 시도 및 성공 증가(궁극적으로 강압치료 감소)

4) 강압치료 관련 기술 습득으로 안정화치료에 대한 치료자들의 자신감 증가

5) 강압치료 시 치료자 및 환자의 안전사고 감소

6) 치료적 환경 개선 및 병동의 안정성 증가

5. 교육의 종류 및 내용

병원에 안정화치료를 정착시키는 과정은 한두 번의 이론교육으로 되지 않는다. 초기 집중교육과 이후 지속적인 유지교육이 필요하다.

1) 안정화치료 정착을 위한 치료자 대상 전체 교육

가. 치료자들의 동기부여를 위해 안정화치료에 대해 한두 차례 병원 전체 교육을 실시한다(외부전문가 초빙 또는 자체 교육).

나. 강의보다는 참여형 교육이 좋다. 토론방식의 교육도 좋다.

다. 전체교육은 가급적 교대근무자들의 참여를 위해 최소한 두 차례 이상의 교육을 권한다.

라. 교육시간은 병원의 상황과 목표에 따라 달라질 수 있다(최소 4시간 이상 이 필요하다).

마. 치료자 전체 교육 내용은 다음과 같다.

(1) 흥분의 이해

(2) 흥분환자 치료의 어려움

(3) 비강압치료와 강압치료의 비교

(4) 비강압치료 기술/과정 소개 및 연습

(5) 강압치료 기술/과정 소개 및 연습

(6) 디브리핑

2) 정기적인 치료자 대상 전체 교육

가. 1년에 한두 차례 정도 진행한다.

나. 매번 같은 내용의 교육을 진행해도 되나, 교육 내용을 달리해도 된다(예, 팀 기술과 호신술을 번갈아 가면서 진행할 수 있다).

다. 전체 치료자 참석을 위해 2일 교육과정으로 진행한다. 즉, 같은 내용의 교육을 두 차례 진행한다.

라. 교육시간은 3~4시간이 적당하다.

마. 정기적인 치료자 전체 대상 교육은 다양한 내용과 방식으로 진행할 수 있다.

　(1) 안정화치료 이론교육

　(2) 사례를 통한 의사소통 및 갈등해소에 대한 토론(전체 또는 그룹별 토론)

　(3) 호신술 훈련(진행자의 시연과 참가자들의 1:1 연습)

　(4) 강압치료 팀 기술(진행자의 시연과 참가자들의 팀연습)

　(5) 사례를 통한 팀 기술 훈련

3) 정기적인 위기반응팀 신체기술 훈련

가. 위기반응팀(예, 병원 내 남자 보호사들)은 신체기술 훈련을 정기적으로 해야 한다.

나. 한 분기에 한 번씩 하는 것을 권한다(연 4회).

다. 개인적인 연습과 더불어 팀연습을 해야 한다.

라. 실제 임상현장의 고충을 나누고, 다양한 상황에 대한 구체적인 기술에 대해 함께 논의한다.

마. 동영상 교육자료를 참조하여 교육한다.

4) 안정화치료 위원회 위원대상 심화 교육

가. 안정화치료 위원회는 안정화치료에 대한 이론 및 실기에 숙달해 있어야
   한다.

나. 외부 교육(안정화치료 워크숍) 또는 자체 교육(교육자료 이용)을 시도해 볼
   수 있다.

5) 안정화체조를 통한 훈련

매일 안정화기법 체조로 근무를 시작한다.

저자 소개

이요한(Lee Yohan)

의학석사

전남대학교병원 정신건강의학과 수료 후 현재 광주 천주의성요한병원에서 재직 중이다. 정신증과 신경증 환자를 대상으로 한 초인지치료, 인터넷 기반 인지치료(Calm CBT), 안정화치료 개발 보급에 관심이 많다. 정신사회재활협회와 정신증심리치료학회에서 이사로 활동 중이다.

흥분 및 공격행동 환자에 대한 예방과 대처

−안정화치료 매뉴얼−

Prevention and Management of Violence and Aggression

2024년 5월 10일 1판 1쇄 인쇄
2024년 5월 20일 1판 1쇄 발행

지은이 • 이요한
펴낸이 • 김진환

펴낸곳 • ㈜ 학지사

04031 서울특별시 마포구 양화로 15길 20 마인드월드빌딩
대표전화 • 02-330-5114   팩스 • 02-324-2345
등록번호 • 제313-2006-000265호

홈페이지 • http://www.hakjisa.co.kr
인스타그램 • https://www.instagram.com/hakjisabook

ISBN 978-89-997-3123-5 93510

정가 17,000원

출판미디어기업 **학지사**

간호보건의학출판 **학지사메디컬** www.hakjisamd.co.kr
심리검사연구소 **인싸이트** www.inpsyt.co.kr
학술논문서비스 **뉴논문** www.newnonmun.com
교육연수원 **카운피아** www.counpia.com
대학교재전자책플랫폼 **캠퍼스북** www.campusbook.co.kr